口误才是心中所想吗
I DIDN'T MEAN THAT

6个洞察内心真相的
心理治疗法

纪如景　著

中国法制出版社
CHINA LEGAL PUBLISHING HOUSE

当你不小心说错一句话，可能马上会下意识地说："不不不，我不是这个意思。"制造了尴尬不说，你自己也会疑惑：我怎么会这么说。

你是真的不想这样说还是不敢这样说？

口误其实才是你心中所想？

弗洛伊德把人的心理活动分为潜意识、前意识和意识，用精神分析的方法解剖人的内心。华生自称"给我一打健康的婴儿……不论他父母的才干、倾向、爱好如何，他父母的职业及种族如何。我都可以按照我的意愿把他们训练成为任何一种人物——医生、律师、艺术家、大商人，甚至乞丐或强盗。"马斯洛说关注人内心的真正需求，并帮助其满足人生发展的阶段性需要，才能令其健康发展。贝克说，让你难过的不是痛苦事件本身，而是你对该事件的认知……

怎样才能唤醒沉睡的潜意识呢？在手上套根橡皮筋就能控制自己的强迫倾向吗？如何对自己恐惧的事物进行"系统

脱敏"？如何调整"刺激—评价—行为"反应的链条，让自己的心理行为趋向合理？我们的心理问题能从家庭内部找到根源并对症下药、予以根治吗？

精神分析、行为主义、人本主义、认知疗法、家庭治疗、沙盘游戏……六种心理学流派形成六种心理治疗方法。打开内心那扇神秘的大门，看一看里面正在发生的一切，为处于困境中的自己找到出路和新的希望。

目录
C O N T E N T S

第一章　口误才是心中所想吗：精神分析疗法 / 001

潜意识控制的生活 / 002

移情与反移情 / 006

说不清的投射认同 / 010

怕马的"小汉斯" / 014

少女杜拉的癔症 / 018

在认同与共情中治疗 / 022

梦境的象征与意义 / 026

在咨询中运用梦境 / 030

来访者拒绝说再见 / 034

精神分析的过去与现在 / 038

第二章　可为教师，可为强盗：行为主义疗法 / 043

行为的先天与后天 / 044

系统脱敏的技术 / 049

暴露在恐惧面前 / 053

厌恶来得更猛烈 / 057

奖赏每一个进步 / 060

强迫都是性格的错 / 064

强迫想先于强迫做 / 068

真强迫还是假强迫 / 072

代币矫正不良行为 / 078

第三章　忧你所忧：来访者中心疗法 / 083

治疗师的真诚态度 / 084

无条件接纳与关怀 / 088

准确地运用同理心 / 092

适当的自我暴露 / 097

价值中立的思考 / 102

撮火的分裂症研究 / 105

马斯洛谈人的需要 / 108

罗洛·梅与存在主义 / 112

布根塔尔与雅洛姆 / 116

心灵捕手中的治疗 / 119

第四章　海阔天空只需改变认知：合理情绪疗法 / 125

合理情绪 ABC / 126

贝克的认知疗法 / 132

进入扭曲信念误区 / 136

停止自我否定 / 139

行为与信念之间 / 143

海耶斯的 ACT / 147

学会接受自己 / 151

放弃绝对化要求 / 155

技术辅助治疗 / 159

认知疗法非万能 / 163

第五章　永远的心灵港湾：家庭治疗模式 / 167

家庭治疗之萨提亚 / 168

讨好因为低自尊 / 171

多种家庭治疗模式 / 174

结构式家庭治疗之父 / 177

家庭内部的权力关系 / 180

小大人的大麻烦 / 183

做父母的"第三者" / 187

最稳固的三角关系 / 193

离不开母亲的孩子 / 196

第六章　一沙一世界：来玩沙盘游戏吧 / 199

在游戏中疗愈自己 / 200

充满趣味的沙盘游戏 / 204

沙盘游戏的前世今生 / 206

沙盘镜子与投射理论 / 209

构建沙的世界 / 212

第一章

口误才是心中所想吗：精神分析疗法

潜意识控制的生活

　　精神分析疗法是心理学临床实践中常用的一种方法，由奥地利精神病医师、心理学家西格蒙德·弗洛伊德创立。在《精神分析引论》一书中，弗洛伊德系统地介绍了精神分析的一般理论。如弗洛伊德所说，精神分析疗法不同于其他的医学方法，它是治疗神经错乱的一种方法，主要治疗方法是谈话。精神分析从分析自我、研究自我开始，研究日常生活中的过失、梦境的发生及潜意识原因，以被压抑的潜意识冲动（主要是性冲动）来解释神经症。

　　精神分析疗法的基本命题有两个，一个是潜意识，弗洛伊德认为"心理的即意识的"，他尤其强调心理过程主要是潜意识的；另外一个是性冲动，广义的性冲动和狭义的性冲动都是造成神经病和精神病的原因，此外，性冲动对人类文化、艺术和社会成就也做出了重大的贡献。

　　简单来说，弗洛伊德倾向于将心理过程做"潜意识"解读。拿日常生活中的过失来说，本是微不足道的心理现象，一个人叫错另一个人的名字，写字时把"匆匆"写成"勿勿"……几乎每个人都有过类似的口误或笔误。但是，弗洛伊德认为，这些错误并非毫无意义，因为机体的或心理的原因而引起注意的错乱，过失才会出现，而过失的意义在于隐藏其后的潜意识倾向。

钱家功是一位中学教师，今年 35 岁，大学时期，他就出现了强迫洗手的习惯。钱家功本就是干净、整洁的人，读书期间，不仅他本人清清爽爽，他的房间也是整洁如新，书本摆放整齐有序，一尘不染。闲来无事时，他喜欢做清洁，洗衣服，打扫房间，每个星期六是他的"清洁日"，即使他妻子不参与，他也会自告奋勇地进行大扫除。

近年来，钱家功的"洁癖"在洗手上的表现更为突出了。原本，他不愿意忍受手指肮脏、潮湿和黏腻，因此时常洗手。如今他每天都要洗手 50 次，碰到任何东西，他都觉得心里难受，为此，他每天出入卫生间无数次，不认真洗掉"脏东西"，决不罢休。结果他的双手患上了风湿，也影响了他的生活和工作。钱家功为此痛苦不堪，却不知道如何解决。

接受心理治疗之后，钱家功回忆起他最初开始疯狂洗手的时间，应该追溯到 2003 年"非典"肆虐的时候。那一年，还在读大学的钱家功被学长拉去，加入了学校组织的"预防非典"志愿活动，和其他同学一起到各学院宣传预防"非典"的知识，调查同学们的发病情况。媒体的宣传让学校里弥漫着紧张的气氛，生性敏感的特质和对"非典"的恐惧给钱家功带来双重压力，使得他神经极度紧张。

更糟糕的事情发生了，与钱家功一同参与志愿活动的学长突然发烧，被送到医院隔离。这让他几乎陷入精神崩溃，虽然自己没有出现病症，心理上却已经病入膏肓。钱家功每天按照学院要求在教室、宿舍做消毒，并且严格按照"科学洗手六部曲"的步骤，碰过陌生物品之后一定去洗手。每次紧张地忙碌之后，站在洗手台前，安安静静地洗手 10 分钟，钱家功才会觉得心里踏实了许多，在他看来，流动的水能够带走细菌，也能带走他的灾难。从那以后，他养成了勤洗手的习惯。虽然学长最终平安无事地回到学校，"非典"的恐怖气氛也逐渐退去，钱家功却无论如何也不能放弃反复清洁双手的习惯。

很显然，故事中的主人公钱家功的洗手行为并非单纯追求清洁，而是为了消除内心焦虑——所有强迫症都与焦虑相关。他因为经历了"非典"的特殊时期，对细菌、疾病产生了深深的恐惧，本来他的性格就是敏感而刻板的，外界刺激更加激发了他内心的不安。钱家功反复不停地洗手，主要是为了寻找心理上的舒适和安全感，流水带走了手指上的脏东西，也平复了他内心的恐惧。

巧合的是，弗洛伊德也报告过强迫性洗手的案例。他用精神分析的方法治疗了这位强迫洗手很多年的男青年，最终发现他的强迫行为与少年时期的手淫习惯有关。话说，这位少年在10岁左右时被父亲撞见了他的手淫行为，之后遭到父亲的打骂，精神受创。后来因为恋爱失败，强迫症出现，表现为反复不停地洗手，一旦停下来，男子就感到焦虑不安。弗洛伊德分析，他是借助强迫洗手来抵消潜意识中的罪恶感。在发现发病机制，并帮他释放了潜意识的压力后，男子的强迫症被成功治愈。

比如说，一个人在宣布"开会"时说了"散会"，很可能他的潜意识真正期望的是散会而不是开会。弗洛伊德把由于某种原因被藏在心底、不愿说出的内容称作"干涉的倾向"，与此相对的是"被干涉的倾向"，"干涉的倾向"与"被干涉的倾向"同时作用，引发了过失的出现。当然，并非所有过失都有现实意义，弗洛伊德研究过失，是为了对人的潜意识活动有更深入的认识，对潜意识活动的关注才是精神分析疗法的核心所在。

同样作为弗洛伊德研究对象的还有人类的梦境。在他看来，梦是有意义的心理现象，任何一个健康人都有做梦的经历，梦是欲望的满足，具有显义和隐义两方面的含义。人们从梦中醒来时记得的画面、情境并非真的，而是经过伪装处理的代替物，有伪装也不怕找不到真相，顺着代替物便可以引出做梦者的真实想法。当神经症出现时，梦境也会作为症候表现异常。

精神分析疗法的任务之一便是释梦，通过释梦寻找梦的隐义。

当然，精神分析的治疗对象是神经症患者，在弗洛伊德看来，神经症的症状也是有意义的，而且和患者的内心世界密切相关。他把神经症的症状与人的潜意识欲望联系起来，用性冲动分析精神病和文化的关系。随着精神分析疗法的发展，后人对弗洛伊德的一套说法做了扬弃式的继承，对神经症治疗中的技术、方法做了改进，但是重视潜意识，分析人被压抑的、被限制的本能冲动的根本思想没有被放弃。

事实证明，人的潜意识不知不觉地影响着人的情感和行为，潜意识因素也是造成人们痛苦与不幸的原因，有人表现为工作、人际、亲密关系上的困难，有人表现为情绪不稳定、自尊受损，有人不断重复某种奇怪的行为，他人看来诡异奇特，当事人不明究竟，深受其苦。精神分析疗法则用探索来访者生活历史的方法，帮助来访者寻找病症的真正原因，借助分析潜意识心理过程的方式帮助来访者更好地应对生活。

移情与反移情

　　今年26岁的诗文已经是两个孩子的妈了，尽管身为人母，她自己却有一系列问题没有解决。第二个孩子出生3个月，诗文便开始见心理咨询师，她无助又可怜，心情复杂而矛盾。最开始，咨询师观察到她两眼无光、神情疲惫，以为她是疲于应对工作和新生儿，出现了产后抑郁的症状，随着治疗的深入，咨询师发现问题并不是那么简单。

　　诗文是一位工程师，结婚之后，她便辞掉了工作，专心在家带孩子，生了二胎之后，丈夫建议把她母亲接到身边，一方面，诗文可以借此机会修复一下母女之间日渐疏远的关系；另一方面，她还可以帮助诗文一起照顾孩子。两全其美，何乐而不为？

　　诗文和她母亲关系向来冷淡，经过丈夫的劝说，她觉得这不失为一个难得的机会，于是亲自回了一趟老家，把老母亲接到身边，和她一起生活。儿女相伴，夫妻恩爱，母亲在侧，原本是令人羡慕的生活，诗文却日渐不开心起来。因为诸多观点不和，她整天和母亲争执，有时还会吵上一架，事情过去，诗文又会低头认错，努力修复和母亲的感情。

　　可是，问题积累太多，时间过去太久，已经不是诗文凭借一己之力能够解决的。在见心理咨询师之前，诗文和她母亲大吵了一架，老人家一怒之下搬回老家，惹得姐妹对诗文一片指责，诗文愤怒失控，接连生病，害得孩子跟她一起受苦。诗文意识到自己正处于危险之中，如果继续这样下去，可能会搞砸眼前的美好生活。在丈夫的劝说下，诗文决定接受心理治疗。

刚治疗4个星期，咨询师就发现了诗文的异常之处。按照约定，诗文的心理咨询每个星期进行一次，有了第一次的愉快交谈，咨询师很快获得了诗文的信任，并与她建立了良好的关系。与其他以冷漠脸对待咨询师的来访者不同，诗文在咨询中总是讲一些小故事、幽默笑话等逗咨询师开心，见到咨询师会心一笑，她才起身告别，约定下次见面。更奇怪的是，两个星期过去之后，诗文开始经常在非预约时间出现在咨询室，她精心打扮地出现，和咨询师闲聊家常，绝口不提咨询的内容。

很明显，诗文的积极热情并非她的本性，第一次咨询时，她明明是一副冷漠回避的姿态，对待陌生人时礼貌而谨慎，她的异常很可能是移情的结果，是她为了不泄露心理而采取的阻抗行为。随着治疗的进行，诗文又出现了新情况。在咨询师不再对她的幽默、风趣做出回应之后，诗文开始愤怒，甚至具有攻击性，一念之间，她从令人开心舒适的乖乖女变成了"愤怒的小鸟"，对咨询师百般挑剔和指责，语气中不乏不满和委屈。

经历过一次相当糟糕的会谈后，咨询师与诗文诚恳地聊了一次，在经历了从天上到地下的情绪变化后，诗文对咨询师说起她与众不同的成长经历。14岁之前，诗文一直由养父母抚养，作为家中3个女儿中的老二，诗文刚满月即被送到姑妈家做了养女，14年里，她把姑妈和姑父称作妈妈、爸爸，称呼亲妈为姨妈。

14岁时，姑妈和姑父离婚，诗文无人照顾，姑妈才告诉她这一秘密。之后，诗文被送回亲生父母身边，但是她对亲生父母始终存有怨气，小小年纪成了叛逆少女，与父母、姐妹关系疏远。父亲去世后，诗文的大姐和小妹对寡居的老母亲多有照顾，诗文却不管不问，若不是她丈夫提出建议，恐怕连这次惊天动地的争吵都不会发生。

咨询师综合了诗文前后的行为变化，终于理解了她的热情和愤怒。潜意识中，诗文把咨询师当作了她的母亲，只有看到母亲的笑容，她才知道自己是被喜欢和被接受的，确认母亲没有生她的气，她才能安心做接下来的事情。如果咨询师没有做出她期待中的反应，诗文就会焦虑不安，继而生气、发怒，前一秒的乖乖女瞬间变成毒舌妇人，温顺、幽默尽失。也可以说，诗文表面看起来亲切、平和，礼貌周到得近乎冷漠，她的内心深处却隐藏着一个"愤怒的小孩"。她用亲近来掩饰愤怒，努力让自己表现得可爱，力图修复和母亲之间的关系，一旦努力失败，她就会启动"愤怒模式"。

诗文在与咨询师相处中复制了她和母亲之间的关系，咨询师将这一切向诗文说明。诗文虽然不承认她对咨询师的有意为之，但她坦承，自从她母亲过来住，她一直在努力修复冷淡多年的母女关系，可是无论她如何努力，始终无法与母亲相处融洽，最后闹成彼此伤害的局面。

移情是精神分析治疗中的重要概念，可以说，精神分析疗法需要花费大量时间处理移情的问题，咨询师需要认清移情，不能因为来访者因移情产生的厌恶、愤怒、爱慕、指责等态度受到干扰，笃定平和、积极地发现隐藏在这些情绪背后的意义，并且最终对移情做出解释。

移情是来访者经过自由联想，将曾经受过的真实的或幻想出来的创伤暴露出来，将情绪转移到咨询师身上的现象，来访者或者对咨询师表现出强烈的好感甚至爱慕之情，或者带着强烈的厌恶、憎恨与咨询师相处，其强烈程度取决于其早年经历的强烈程度。弗洛伊德认为，移情是人际关系的转移，即童年时与重要他人的关系影响了咨询中的咨访关系。实际上，移情不只发生在咨访关系中，还可能发生在日常生活的人际交往中。

与移情相对的是反移情，即来访者和咨询师调换角色，咨询师对来访者做出了潜意识的认知、情感反应。毕竟，心理咨询师或治疗师也是有血有肉的人，在个人成长过程中肯定存在潜在的心理问题，在遇到相近情境的来访者时，处理不当，就会出现反移情。

心理治疗中，移情和反移情都会对治疗效果产生影响，因此，咨询师应当努力克服。实践证明，移情和反移情都是不可避免的，一方面，来访者是寻求支持、关怀的病人，对于咨询师的积极关注，很容易投入强烈的情感；另一方面，即使咨询师经过了彻底的自我发现和自我控制，依然会有反移情出现。有一点颇令人欣慰，即反移情虽然本身是负面的，但是对治疗并非百无一用。

说不清的投射认同

　　母亲去世后，由于父亲工作忙，马瑛一直住在姑妈家，许多年里，姑妈对马瑛视如己出，在生活上细致入微地照顾她，她和姑妈之间的感情宛如真正的母女。从小到大，马瑛也养成了事事求助姑妈的习惯，她的大事小事，不管轻重缓急，一律要姑妈帮她做主，即使在成年之后，她已经独立生活，依然每天在电话里询问个不停。

　　马瑛的姑妈本是可怜这个孩子，生母不在人世了，父亲又不在身边，才把她接到身边照顾。奈何马瑛像膏药一样，从此黏上她家，不肯走了。读书时期，马瑛的姑妈看她年纪尚小，不懂得独立打理生活，遂全权帮她处理，怎料她长到二十多岁，依然是这副样子。有时候，马瑛的姑妈无心料理她的杂事，抱怨道："你都这么大了，不能什么事都来找我，你一直依靠我，以后怎么独立过自己的生活？况且，你爸还在，多问问他的意见也好。"马瑛姑妈这么一说，没料到惹来马瑛一顿哭鼻子，她指责姑妈道："一直以来，你都对我很好，这次怎么会这么无情？难不成，姑妈你有了小孙女之后，就不再喜欢我了？"拗不过马瑛的哭哭啼啼，姑妈只好硬着头皮一次次地帮她解决生活琐事。

恋爱中，马瑛也用这一套对待她的老公。老公不能拒绝她的请求，被拒绝之后，她会做出一系列让人难以招架的反应：委屈、指责、沮丧、怀疑。当咨询师问马瑛为什么总是要求别人帮她料理事情时，她说："一直以来，我老公都很喜欢我，为什么他突然这样呢？是不是我不好了……其实，我时常感觉孤独和无助，虽然我有父亲，但他自己很无能，也帮不到我什么，以前有姑妈疼我、爱我，现在她也不爱我了，如果我老公也不疼我，那我不是很可怜吗？"

可是，马瑛老公却只觉得她事无巨细地请他帮忙，很麻烦、很难缠，如果拒绝她一次，还会有更麻烦、更难缠的事情接踵而来，即便内心不欢喜，也不敢拒绝她的请求。他的内心压抑、气恼，又无可奈何。

在咨询师看来，马瑛并非四体不勤五谷不分的"大小姐"，她做事情很有主见，稍微显得有些固执，另外，她又是那么脆弱，人家的一句话，一个"No"就能让她的感情受到严重的伤害。对马瑛来说，她急需认清她为什么要那样依赖姑妈？为什么姑妈的拒绝会让她感觉受到巨大的伤害？为什么她会选择一种伤害他人、伤害自己的方式"操纵"身边的人？

马瑛的这种行为属于投射认同中的依赖性投射认同，即迫使他人关心、帮助自己，一旦对方就范，自己将陷入无穷无尽的索取和求助之中，使对方成为自己情感控制的对象。同样情况的人用"你不关心我，那你就是不喜欢我了""既然你这么讨厌我，我活下去还有什么意思"之类的方式表达他们的需求，甚至用歇斯底里、自杀等极端手段相威胁，其目的是无条件、无限期地索取。在咨询治疗中，如果咨询师感受到压力、被控制甚至有被榨取感，来访者使用的便是依赖性投射认同。

临床中，除了依赖性投射认同，还有权力性投射认同、迎合性投射认同和情欲性投射认同。权力性投射认同即通过诱导出他人的软弱、无能，从而实现自己的控制欲和权力欲望。比如工作环境中那些盛气凌人的同事。迎合性投射认同则竭力诱导他人的内疚和感激之情，以实现自己的成就和拯救欲望。比如从不为自己着想、永远为他人着想的"圣母"。渴望被接纳、被认同的人喜欢用迎合性投射认同。情欲性投射认同非常容易判断，也很容易分析，当事人以性方式建立关系，以性关系诱惑他人的情欲反应，以满足性欲和控制欲望。当事人存有性饥渴、性冲动、依赖情结等，所以才会导致投射认同。

总体来说，投射认同是一个极其复杂的概念，首倡者克莱因将其描述为婴儿与母亲之间相互作用的一种方式，是一种原始的防御机制。她用观察儿童行为的方法总结发现，儿童的行为很少受情欲冲动的驱使，却容易被生活中的重要人物的情感所左右。这和强调人的行为来自潜意识的弗洛伊德观点不同。克莱因的观点后来被美国心理学家哈洛的依恋学说证实，哈洛和他的同事在恒河猴的实验中发现了猴子除了满足本能需要之外，还需要其他东西，如安全感。

后来者，如客体关系理论家则对投射认同做了进一步的详细阐释。作为克莱因著作的主要代言人，英籍波兰裔的著名精神分析学家汉娜·西格尔在她的著作中进一步澄清了投射认同的概念，她认为，投射认同可能是为了避免分离，也可能是为了获取对坏客体的控制或者是为了保存自体的好部分。除了西格尔、兰格、奥格登等人也对投射认同的概念做了独特的阐述，由于投射认同的概念实在五花八门，使得一些学识渊博的精神分析学家也说不清楚到底什么是投射认同。

投射认同这个概念也是精神分析的重要概念之一，由奥地利精神分析学家梅兰妮·克莱因于 1946 年提出。克莱因是继弗洛伊德后对精神分析理论发展最具贡献的领导人物之一，她是儿童精神分析研究的先驱，提出了许多具有深远意义的创见。

克莱因在对儿童进行精神分析研究时，发现了儿童与重要抚养者之间的活动模式，即投射认同。在克莱因看来，投射认同是一种潜意识的婴儿性的幻想，通过这种幻想，婴儿使无法接受的冲动外化，使之成为一个客体的一部分，在那里，这些冲动必须得到控制。

在克莱因之后，英国精神分析学家比昂扩展了投射认同的概念，他认为，投射认同不仅是防御或幻想，也是一种人际互动，是一个人对另外一个人的操纵。于是，投射认同放在现实的人际关系领域中，表现为诱导他人以一种限定的方式来做出反应的行为模式。在咨询治疗中，咨询师会感受到来访者的"操纵"意图，来访者无意识地期望咨询师能够扮演幻想中的一部分角色。比昂认为，如果咨询师无法接受来访者的投射认同，对来访者来说，那将是毁灭性的影响。

怕马的"小汉斯"

在今天看来，弗洛伊德的许多观点和理论已经过时了，但是，他的著作对心理学的发展，对论证精神分析理论有着不可否认的意义。由于弗洛伊德有着多年的行医经历，丰富的临床经验让他积累了大量的一手材料，他也在著作中记录了一些离奇、有趣的案例，直到今天，这些案例依然值得阅读、研究。

在弗洛伊德研究过的众多案例中，不乏奇特的、令人印象深刻的病人，比如音乐家施莱歇尔长期受困于偏头痛，最终患上严重抑郁症的故事；比如"狼人"潘克耶夫一生纠结于死亡、抑郁、自杀的经历。弗洛伊德经手的病人，并不是每个人都带着愁容而来，载着幸福而归，弗洛伊德为他的病人们进行漫长的精神分析，有人多年后不治而愈，有人情况越来越糟糕，甚至死亡。

在大量的临床实践中，弗洛伊德逐渐确立起他的理论和治疗方法，尽管他的论述并非全部基于事实——由于自身立场的限制，弗洛伊德会选择性地使用现实材料。可以看到，临床案例的积累为精神分析疗法提供了基础。拿著名的安娜·欧案例来说，作为弗洛伊德和医师约瑟夫·布鲁尔共同的病人，安娜·欧为"催眠宣泄"法的出现奠定了基础。而在"小汉斯"

的案例中，弗洛伊德重点讲述了儿童的性困扰和他的俄狄浦斯情结。

1909 年，弗洛伊德发表了论文《一个五岁男孩的恐怖症》，文章中，他报告了一个被他称为"小汉斯"（Little Hans）的 5 岁男孩的治疗过程。小汉斯是弗洛伊德研究过的经典案例之一，也是他记录下的唯一一个儿童案例。小汉斯的父亲是弗洛伊德的学生，近水楼台，他被他父亲带到弗洛伊德面前，请求弗洛伊德帮小汉斯进行精神分析。这个案例也是小汉斯的父亲在弗洛伊德的指导下完成的。

按理来说，一个 5 岁的小男孩害怕马再正常不过，马很高大，而且吓人，小孩子对待高于自己、强壮于自己的庞然大物心生恐惧没什么大不了，不过，小汉斯和马匹之间却有着一段不甚愉快的经历。因为小汉斯父母的家坐落在一间马车客栈旁边，有一天，他目睹了一匹由于载满客人而累死在街道上的马，这段经历成为他恐惧马的导火索，之后则愈演愈烈。

小汉斯不仅害怕马和载重马车，还害怕被马咬。即使小汉斯的父亲告诉他，马是不会咬人的，小汉斯依旧害怕。他还害怕罩在马眼睛上的眼罩，害怕马嘴周围的黑色，害怕摔倒的声音，害怕马桶冲水的声音。他不敢出门，一上街就开始哭泣，要求回家，他更不敢到街上行走，不敢一个人睡觉，担心马会闯入他的房间。于是，一到晚上，他就开始焦虑、哭泣，不管父母如何努力，他就是不肯离开母亲。与此同时，他厌恶一切能令他联想到排泄的事情。

小汉斯的母亲曾经得过神经症，经过弗洛伊德的治疗痊愈了。不过，她性情急躁，经常说一些容易给孩子带来恐惧感的话，比如她对小汉斯说过："如果你淘气，我就离开你。"和情绪不稳定的母亲相伴，小汉斯很容易变成受害者，变得不快乐、不积极，可是，在 3 岁之前，小汉斯一直是一个快乐、坦率、充满活力的孩子，直到快 5 岁时才表现出恐怖症的症状。

很显然，小汉斯从这时起戴上了受害者面具，他活泼天真的本性受到了压抑。

弗洛伊德很快发现，小汉斯真正恐惧的不是马，而是他的母亲。马是母亲的代替物。小汉斯害怕马咬人，尤其害怕马会咬他的手指，其实，手指是阴茎的象征。因为小汉斯习惯性地玩弄自己的阴茎，被他母亲警告说，如果他继续那样，就叫医生把他的阴茎切掉。所以，小汉斯对阉割的恐惧不是来自父亲，而是来自母亲。他的母亲不仅以阉割吓唬过他，还说过要离开他，他不肯进入浴缸洗澡，即使有他母亲相伴，也担心自己会一头扎进水里边淹死。很显然，他的一部分恐怖症状来自母亲，对母亲的恐惧转化为对与母亲相关的日常活动的恐惧。

弗洛伊德研究了小汉斯的梦境。在小汉斯突然进入焦虑状态之前，他曾经被一个噩梦惊醒。他梦见他的母亲离他而去，令他再也不能抱着妈妈了。这是一个关于压抑的梦境，和小汉斯在经历了妹妹出生后的心境刚好吻合。在梦中，小汉斯得到母亲的爱抚，和母亲睡在一起，很快，这种快慰转化为焦虑，他看到母亲打算离开他、抛弃他。尽管小汉斯的父亲、母亲没有如实告诉他生育的真相，敏感、早熟的小汉斯早已发现了妹妹出生的证据——他母亲日渐隆起的肚皮。在妹妹尚未出生的夏天里，小汉斯已经体验到了焦虑的情绪，同时，他也流露过担心被抛弃的情感——他要求与母亲同睡。

弗洛伊德最终把小汉斯的恐惧解释为俄狄浦斯情结的延伸。小汉斯害怕马，尤其是黑鼻子的马，他也不喜欢戴眼罩的马，弗洛伊德认为，黑鼻子和汉斯父亲的胡子有关，眼罩也象征着汉斯父亲的眼镜。也就是说，小汉斯恐惧的不是外物，而是他的父亲。5岁的男孩子正处于对他母亲的朦胧意识中，而他的父亲则是强大的竞争对手，会抢走专属于他的爱和关注。

由于对手过于强大，小汉斯无法抵抗，由此引发了恐惧。

有趣的是，5 岁时的恐怖记忆并没有影响小汉斯的成长。多年后，小汉斯已经长成了 19 岁的小伙子，一个健康的成年人，后来，他成了一个音乐家和舞台剧演员，而且，他根本不记得弗洛伊德对他进行了精神分析。

少女杜拉的癔症

在出版成名作《梦的解析》之后，弗洛伊德又出版了一个以案例分析为主的小册子——《少女杜拉的故事：一个癔症案例分析的片断》。这个案例是弗洛伊德一生当中系统分析过的重要案例之一，也是他进一步应用释梦理论的实践成果。

1900 年，弗洛伊德在写给好友的信中提到，他正在治疗一个女孩子，"这些日子过得很有意义，我有一个新病人，她是个 18 岁的女孩。她的病例为我开启了无数智慧之门"。很显然，弗洛伊德为他发现了一个非常值得记载的病例而感到高兴，这个 18 岁的女孩子正是杜拉。到 1901 年，弗洛伊德在写给同一位好友的信中提到，他对那位妙龄少女的治疗已经完成，病例也整理完毕，他很开心，但也很疲惫，弗洛伊德说："我终于感到自己需要吃点药了。"

这是一个非常难得的病例，为了它，弗洛伊德在 3 个月里废寝忘食地工作，把治疗中期的病历和治疗末期的病历整理出来，详细地梳理了病人的病症表现和她身处的复杂关系，对她的恋父情结、她的性欲念、她的爱恨情仇，弗洛伊德做了详细的记录和细致的描绘，并把他的释梦理论、潜意识理论贯穿始终，作为分析事实的理论依据。成书《少女杜拉的故事》

情节充满悬疑元素，宛如一本侦探小说。

少女杜拉原名艾达·鲍尔，初见弗洛伊德时，她是被父亲强拉着去的，因为她患有反复性的抑郁、阵发性的咳嗽、呼吸困难、晕厥、偏头痛以及周期性的失声，此外还有癔症发作，由于病症已经持续了很长时间，杜拉和曾经亲密的父亲关系冷淡，和她母亲的关系则非常糟糕。杜拉的父亲在她的书桌上发现了一封有自杀企图的信，于是赶紧找到了弗洛伊德，希望女儿的一系列奇怪病症能够得到治愈。

弗洛伊德对杜拉进行了精神分析，结果发现她深陷在错综复杂的情欲关系中，尽管她是被迫卷入其中的，这种关系却对她造成了深刻的影响。为了隐去真实信息，弗洛伊德将艾达·鲍尔化名杜拉，与杜拉一家亲密交往的夫妇则变成了 K 先生与 K 夫人。大致情况是这样的：

杜拉和 K 夫人是亲密的朋友，杜拉帮忙照顾 K 家的两个孩子，在孩子面前扮演着"母亲"的角色，与此同时，杜拉知道他的父亲与 K 夫人有染。另外，杜拉和 K 先生的关系密切。14 岁那年，K 先生向杜拉大献殷勤，杜拉对 K 先生也存有性幻想，可惜，被 K 先生狂吻的经历引起了杜拉的厌恶，之后，K 先生向杜拉提出过性要求，但是被她拒绝了。两年后，杜拉 16 岁，K 先生再次向杜拉求爱，杜拉做出厌恶的反应，之后出现癔症。

其中有一个真相不明的插曲。在杜拉被 K 先生求爱的那天下午，杜拉说她在睡觉时，K 先生曾来到她的床边。担心 K 先生对她不轨，杜拉锁起门来，第二天，门钥匙不见了。杜拉怀疑是 K 先生拿走了。两个星期后，杜拉将这件事告诉母亲，她父亲也得知了，后来，她父亲询问过 K 先生，但是被 K 先生否认了。此外，K 先生还指责杜拉是一个爱看黄书的女孩子，喜欢幻想。

或许杜拉原本对 K 先生抱有幻想，当她发现 K 先生对她的追求昙花一现，此后再无下文，她变得恼怒，对 K 先生既爱又恨。之后，她开始责备她父亲，认为她父亲为了与 K 夫人保持关系，宁愿把自己献给 K 先生。此外，杜拉家的家庭教师和 K 先生家的家庭教师也是两个重要的角色。杜拉的性知识多是来自她的家庭教师，不过，她的家庭教师对她父亲有不轨之心，时常挑拨杜拉的母亲与 K 夫人之间的关系。为了讨好杜拉的父亲，家庭教师在其在场时表现得充满热情，如果杜拉父亲不在家，她则对杜拉漠不关心。在 K 先生家，家庭教师被 K 先生欺骗，成为他的情人。这件事被杜拉得知后，杜拉对 K 先生充满轻蔑之情。

治疗中，杜拉一直关心她父亲与 K 夫人的关系，因为在 K 先生停止献殷勤之前，杜拉一直在为她父亲和 K 夫人创造机会，与此同时，她也在为自己与 K 先生创造机会。如今，K 先生不再追求杜拉，她则大声抗议她父亲与 K 夫人之间的关系，并且以强烈的癔症表现出来——当然，这一切都是潜意识的。杜拉曾经意识到她在 K 先生和 K 夫人之间扮演的"第三者"角色，但是后来被她压抑下去了。

弗洛伊德从未见过杜拉的母亲，但是从杜拉的描述中得知，她是一个一心忙于家务的粗俗女人，有清洁的癖好，在父亲和母亲之间，杜拉一直扮演着"第三者"的角色。童年时期，杜拉和她父亲的关系非常好，她厌恶她的母亲，与她疏远、分离，却崇拜、爱慕她的父亲。这是典型的恋父情结的表现。杜拉的父亲与 K 夫人来往密切后，杜拉对 K 夫人既羡慕又妒忌，她尝试用与 K 夫人亲近、模仿她的方法重新建立与父亲的亲密关系；另外，她又尝试与 K 先生亲近，成为 K 夫人和 K 先生中间的"第三者"。

可是，当她真的与 K 先生建立关系——被 K 先生吻了嘴唇，作为从未与男人亲近过的年轻女孩的性体验，带来的是愤怒和厌恶感。可是，她从未对人说起过这件事，直到接受治疗时才对弗洛伊德提起。杜拉把秘密放在心里，可是她的身体在表达潜意识——每当心理受挫，她就开始咳嗽、失声，甚至产生厌世感。总之，杜拉的一系列症状来自她未解决的恋父情结，由于她所处的人际环境过于复杂，才让她的表现多样而难解。

根据弗洛伊德的分析，杜拉的歇斯底里不只来自她所处的复杂的人际、情欲关系，还有家族遗传的可能。杜拉的父亲早年患过轻微的精神错乱，后来被弗洛伊德治好了。弗洛伊德认识杜拉的一位姑妈，那是一位有着轻度神经质的女性，不过还没发展到癔症。后来，弗洛伊德结识了杜拉的一位伯父，在他身上也发现了焦虑性精神病的症状。

治疗中，杜拉对弗洛伊德产生了移情。她先把弗洛伊德当作父亲，后来又当作 K 先生。最终，她以治疗所需时间太长为由对弗洛伊德——或者说是 K 先生进行了报复。在治疗仅进行 3 个月后，她停止了治疗。此后一生，杜拉都与精神疾病相伴。她最终变成了如她母亲一般的女人，把清洁当作癖好，不过，她仍然生活在 18 岁时的人际关系中，她和 K 夫人一直保持着友好关系。

在认同与共情中治疗

　　林朝阳是一位有着两个孩子的已婚男士，工作能力强，收入不错，可就是他的"倒插门"婚姻，让他的婚姻生活一点都幸福不起来。在和妻子以及妻子家人多次发生矛盾后，原本个性忧郁的林朝阳变得更加沉默寡言，缺少生气。在和咨询师会谈时，他谈起了自己近10年的"孤独"人生。

　　林朝阳和他的妻子章文月是大学同学，毕业前夕，二人因为一个想要到大城市闯荡，一个想要回家乡发展，曾经短暂分手。后来，林朝阳始终忘不了章文月，辞掉了大城市的工作，千里迢迢追到章文月的老家，二人复合后很快结婚，章文月也先后为其生下了一男一女两个孩子。

　　二人的甜蜜生活没过上几年，林朝阳和章家人的相处变得危机四伏。矛盾线索之一是林朝阳的岳母抱着传统观念，一直瞧不起"倒插门"的女婿，在生活上对他百般苛刻和刁难。传统意义上，"倒插门"或者称为"上门女婿"多是因为男方家庭条件不好，娶不上媳妇，才会"嫁"到女方家里，上门之后，男方改姓随女方，后代也要跟妈妈姓。对于男权社会中的男性来说，"倒插门"无疑是个人和家族的屈辱，"上门女婿"一辈子都抬不起头来。

　　可是，林朝阳并非真正意义上的"倒插门"。他为了爱情远走他乡，离开父母和亲人，选择和章文月厮守，尽管他一心为家，为妻子儿女，却免不了受岳母数落，因为林朝阳和岳母关系紧张，他们小两口也免不了偶发争吵。在求助心理咨询之前，他和妻子章文月吵了一架，在单位宿舍已经住了两个月。

"说起来都是无聊琐事，我不过在微信上跟一个哥们儿抱怨一下，说我有点受不了我岳母，烦她那副狗眼看人低的嘴脸，也说到离婚，结果被我媳妇看见了，她就不依不饶地跟我闹。我真不是故意打她的，我媳妇那人脾气暴，火气上来了，谁都拦不住，我就那么一用力，不小心就打到她了。"提起两个月前的那次失控，林朝阳记忆犹新。

"听你的口气，似乎对自己的婚姻生活有些想法，能具体说一下吗？"

"有啥想法？如果说刚结婚那会儿还有些不甘心，现在只能是逆来顺受了，孩子们那么小，我还真能跟她离婚吗？只是有时候会怀疑，如此宝贵的人生，就这样稀里糊涂地混过去了，实在可惜。20岁的时候，以为自己有着超人的能量，这辈子得干一番大事业，出人头地，名留千古，这才10年而已，说起来真让人唏嘘。"

"这些想法，你跟你的妻子交流过吗？"咨询师问。

"跟她说这些干吗？被她妈知道，又要说我一身酸腐气，没有能力赚大钱，整天做春秋大梦。你也知道，结了婚的女人，世界就这么小，视野也窄，见识更短，我媳妇早已不是10年前的她了。"

"你这样说似乎有欠公平吧。"

"当然，我不是说你，也不是所有女人都这样。反正我媳妇是这样了，以前我和她妈闹矛盾，她还能开解我一下，现在她和她妈一个鼻孔出气，我也不指望谁能理解我、安慰我了。"

"听起来，你虽然找到了自己的生活，在外人看来，你有家、有事业、有妻子儿女，但我感觉，在你的内心深处，你仍然觉得孤独，无人理解，是这样吗？"

"人人生而孤独，只不过我比别人承受得更多罢了。你没有听过那句话吗，人是被抛到这个世界上来的，我不记得具体怎么说了，大概是这个意思。就是说，每个人都是被迫生活的，出生、活着，本不是我们能自主选择的，孤独在所难免，我习惯了。"

访谈的后半程，咨询师一直在倾听林朝阳的"孤独"说，看样子，他并不是那么迫切地想要解决他们夫妻之间的困惑，神经衰弱也不急于治疗，有人倾听他内心的声音，赞同他的想法，比寻求婚姻幸福之道更吸引人。

这个案例中，咨询师采用的是罗杰斯式的以人为本的共情方式。来访者的情绪、感情受困于进退维谷的婚姻生活，咨询师在倾听的前提下看到了来访者的孤独本质，并以精巧、准确又不失温和的方式表达出来："听起来，你虽然找到了自己的生活，在外人看来，你有家、有事业、有妻子儿女，但我感觉，在你的内心深处，你仍然觉得孤独，无人理解，是这样吗？"没有什么比获得理解、得到认同更能令一个孤独者觉得安慰了，事实证明，这位来访者的婚姻并没有走到岌岌可危的地步，他只是需要一个倾听者，一个彻底倾诉的机会。

共情，也称同理心、同感。共情这个概念最初是由人本主义心理学家罗杰斯提出的，如今渐渐成为心理治疗，尤其是心理咨询中通用的技术，而且频繁出现在现代精神分析学者的著作中。心理学的各个流派，不管是心理失调理论，还是精神分析理论，甚至是在理论、治疗方法上存在对立的流派，对共情的理解、应用都逐渐趋于一致。和心理治疗的其他技术相比，共情也成为一切治疗手段运用的基础，没有共情能力，任何技术、方法都无法发挥效用。

共情的方式没有固定的模式，在不同的情境下，咨询师会做出不同的反应，由于咨询师的个人风格不同，共情的具体表现也不尽相同。拿不同流派的治疗师来说，客体关系精神分析学家会选择一种直抵人心的共情方式，试图打破来访者的防御模式，尽快解开心理谜题；以罗杰斯为代表的人本主义心理学家则倾向理解来访者，感受来访者内心的真实想法。共情方式没有孰优孰劣的区别，唯一要求治疗师的是以当前的情境为前提，做出最适合来访者的反应。

罗杰斯惯用的共情模式即"我理解的……是这样吗？"在罗杰斯看来，人与人之间理解本就存在困难，即使是受过专业训练的心理咨询师，也无法完全理解来访者的内心真实，在面对陌生的来访者时，心理咨询师唯一能做的便是表达对生命的尊重。他说："一个人把自己非常脆弱的一面表露给你的时候，只要人家觉得你有一点点误解、拒绝或评判什么的，都会对你关闭心灵的窗户。"

梦境的象征与意义

　　半年来，晓东一直被奇怪的梦境困扰着。每次从梦境中醒来，晓东不是失声尖叫，就是低声痛哭，吓得睡在枕边的妻子从熟睡中惊醒，长此以往，几乎患上了神经衰弱。晓东不明白自己为何会怪梦缠身，为了不再干扰妻子的睡眠，晓东决定和心理咨询师谈一谈。

　　说起来，晓东的怪梦一直与他的父亲有关。两年前，晓东的父亲因为脑溢血突然晕倒，被120急救送到了医院。晓东从外地连夜赶回家里，与父亲匆匆见了一面，两个小时后，老人就走了。短短两个小时，活人变死人，晓东一直无法接受这个事实。操办过老人的葬礼，回到公司正常上班，晓东的脑子还是恍恍惚惚的，始终不能相信他的父亲已经离开。

　　从那时起，晓东开始做梦，做关于他父亲活着时候的梦。有时候，晓东梦见自己回到了中学时代，离家出走的父亲又回来了，他和晓东母亲复婚，一家人像从前一样快乐。有时候，晓东梦见他闯了祸，被父亲拿着皮带打，他满屋子地跑，父亲满屋子地追，直到他被身边的妻子喊醒，询问他为什么一直喊："凭什么打我？我又没做错。"晓东记得，有一个梦境出现过许多次，反反复复的，连场景和对白都一样。

　　在梦里，晓东又回到了小时候，父亲带着他出去探险，走了很远的路，走到一个废弃的仓库。那仓库高高大大，有着威严、厚重的形状，像粮库屯米的粮仓，也像废弃的爱尔兰城堡。晓东跟随父亲的脚步，一点点地走入庞大的建筑内部，四壁是约高3米的玻璃窗，向建筑内部透着光，一抬头，见内部是螺旋式的楼梯，一直通向建筑顶端的圆形光亮处。

晓东觉得那地方似曾相识，好像在哪里见到过，又无法准确回忆。疑惑中，晓东跟着父亲走上了螺旋式的楼梯，一点点站到了建筑物的高处，抬眼望去，更宽大的玻璃镶嵌在建筑物高处，晓东和他的父亲迎着光亮前行。可是在走到最高处之前，晓东父亲的身影突然消失不见，他四处寻找着，沿着楼梯往上爬，却一脚踩空，从高空坠落——当然，晓东从未实实在在地摔在地面上，在未落地之前，他已经从梦境中惊醒过来了。

咨询师解释说："人在心理上存在没有得到解决的问题，也就是情结，也叫心结，所以才会重复做同一个梦。你回想一下，你有什么未解开的心结吗？"

晓东回想一会儿，"我想不出来，什么算心结啊，我搞不太清楚"。

"那这样，你曾经去过梦中出现的那个场景吗，或者是你和你的父亲曾经有过类似的经历吗？"

"其实我也搞不清楚那个地方到底像什么，如果说它是城堡，我去过爱尔兰的古老城堡，度蜜月的时候，和我媳妇儿一起去的，不过，那已经是七八年前的事情了。其他的我完全想不出来，这不能是现实中的故事照搬到梦里吧？"

"梦境当然不会直接复制现实中的场景，但是梦中情景的出现会和你的某种情绪、某种情感相契合，它可能不是明显的标志，但是某种代替物。"

"这个太深奥了，我理解不来。不过，我倒是想起了一件事，我在高中时期也常梦见我爸，不过那会儿总是梦见他死掉了，不是出了车祸，就是得了癌症。其实那时候他活得最滋润，住豪宅，开大奔，整天出入五星级酒店，过得不知道有多潇洒。"

"听你的口气，好像你父亲那样的生活，你不太赞同。你和你父亲的关系怎么样？"

"我也不是不赞同，钱是他自己赚的，他想要怎么花是他的自由。不过，他自己潇洒的时候，从来没想过我和我妈过的苦日子，这点我挺恨他的。"

"恨吗？你用这么严重的字眼？"

"很严重吗？其实，在我爸脑溢血之前，我们已经好几年没见面了，最后一次见面还是我结婚的时候。我读书那么多年，学费都是我妈从她那点工资里一点点攒出来的，我爸从来没管过我，换作是你，你也会恨他的。"

"那么现在呢，现在你还恨着他？"

"我恨了他很多年，现在是人死如灯灭，我也不想计较这些了，人都没了，恨不恨还有什么用？不知道我爸是报复我还是怎么着，人死了，还一直进入我的梦里，生怕我把他忘记了。"

"是吗？是你自己害怕忘记他也说不定！当我们觉得一个人对自己很重要时，往往会想想，如果这个人去世了，我们会怎样？梦境好像在预言着现实一般。梦是愿望的实现，你会做这样的梦，恐怕是你对你父亲的感情早已发生了变化，但你自己却还没有发现。"

精神分析认为，梦是愿望的实现。梦见死去的亲人又活过来了，是一种愿望的实现；同理，梦见活着的人死去，也是一种愿望的实现。毕竟，人的感情是复杂多变的，人在气愤、憎恨时，恨不得对方尽快死掉，梦境的表达也是类似的，梦见所恨之人死掉，实际上是宣泄内心的不满情绪，既然在现实中无法实现，只有通过梦中的幻想来解决——当然，这一切都是潜意识的，不被意识察觉的。

另外，梦见已经死去的亲人，无疑是思念的另一种表达方式。许多人在经历过亲人去世后，在梦中见到已故亲人像往常一样和自己生活在一起，这种梦境是潜意识中的思念和惦记。即使像晓东和他父亲有着复杂的"恩怨情仇"的情况，亲人去世后，他已经在内心深处与曾经憎恨过的父亲达成了和解，他对父亲的恨并不比爱更强烈，只是他自己尚未意识到。

因为梦境有着特殊的意义，弗洛伊德在治疗中特别重视分析病人的梦境。

1900 年，他把关于梦境的研究写成了《梦的解析》一书，标志着精神分析这个学派正式诞生。这本书融合了弗洛伊德多年的临床经验和对他自身的梦境分析，最终，他得出结论，认为梦是通往潜意识的捷径，是潜意识愿望的达成。更重要的是，梦境是可以分析、还原的，通过梦的解析，人们能够了解自己的潜意识愿望和动机。

在弗洛伊德之后，创立人格分析心理学的瑞士心理学家卡尔·荣格提出，梦境具有心理补偿、调节的作用，是一个内在的自我平衡系统。不同于弗洛伊德将梦解释为被压抑的欲望，尤其是性欲望，荣格认为梦境是潜意识与意识沟通的方法，梦境使用象征的"语言"，乔装打扮，逃避意识自我的"检查"，而释梦的过程就是从显梦中获得隐梦的意义的过程。

在咨询中运用梦境

心理咨询师杨晓自学生时代起就有记录梦境的习惯，每天早上醒来，只要她对梦中情景有些记忆，就会拿起笔来写下梦中见到的景物、人，与他人的对话、自己的行动以及体验到的情绪。如果梦境清晰，令人印象深刻，杨晓还会结合自己当时的心情、经历，尝试分析一番，如果梦境只剩下不连续的片段，破碎又模糊，她便只是记下来，作为存档。

有一次，杨晓做了这样一个梦：

我梦见自己回到了中学时代，假日里，我和同桌兼好友小月、大宇到离家很远的公园去玩。感觉那是我期待许久的公园旅行，一路上都很兴奋。进入公园不久，我们就发现了一条很宽阔的河流，河水表面上漂浮着粪便、厕纸、用过的卫生巾，看起来很脏，令人作呕，空气中还飘荡着难闻的气味。

肮脏的河流阻挡了我们的去路，不过，河流浅滩处有垫脚的石头，踩着石头可以进入公园。我和小月、大宇三人小心翼翼地踩着石头，先后过河。过河的过程非常漫长，而且很痛苦，一边要忍着恶臭，另一边还要小心脚下的石头，因为河流非常宽，垫脚石头并不稳固，一不小心就会沾到漂到脚边的粪便。用了很长时间，我第一个顺利过河，接下来是小月和大宇。

过河之后，我们在公园里开心地玩儿了一下午，准备回家时已经天黑了，为了走到公园外面，我们只好再试一下踩着石头过河。这一次，我就没有那么幸运了，眼看着小月、大宇安全过去，我有点心急，连续跳了三块石头，结果双脚踩到了河流里，裤子弄得脏兮兮的，还一身臭味儿。我很懊恼地骑车回家，回到家却发现把书包落在了公园里。

杨晓对这个梦境记得特别清晰，掉入漂满粪便的河流里，令她在醒来之后心里一阵恶心。由于那天是工作日，杨晓记录完梦境就上班去了，下班之后，她带着孩子、婆婆采购回老家探望要带的物品。早在一个星期前，杨晓就在计划这次回乡之旅。因为奶奶生病，杨晓的爸爸担心老太太时日无多，念叨着让老太太见重孙子最后一面，一定要杨晓回去一趟。虽然回家需要坐一天一夜的火车，非常辛苦，如果带上小孩子，杨晓会更加辛苦，她还是得走这一趟。杨晓的婆婆原本计划和她一起回去，路上多一个照应，不巧她的公公晨练时扭到了腰，吃饭、走路都要人照应着，婆婆只好留在家里。

采购完物品，杨晓如常回家做饭，陪儿子写作业，收拾行囊。收着收着，杨晓突然想明白了那个梦境的意思。把一切收拾停当，杨晓找出记录本，写下了她的梦的解析：

近日我多为归家之旅操心，这个梦境果真是和这一计划有关。那座离家很远的公园正是我的老家，想要顺利回家，必然要乘坐漫长的火车——那条令人作呕的河就是我最讨厌的跨省慢车。且不说火车又脏又乱，在火车上熬过24个小时，吃不好睡不好，足够让我心生厌恶。况且，在百忙之中回家看望奶奶，打乱了我的工作计划，带儿子回去，还会耽误他的功课，像这样的事情，去年已经有过一次了，若这次又是乌龙，我只能继续有苦难言。至于那个被落下的书包，应该是我的婆婆，她本来打算和我一起回去，现在家里突生变故，只能留她在家里。

做梦时，千奇百怪的梦境都有可能出现。比如小孩子梦见自己站在十字路口，找不到回家的路，也找不到妈妈，一直哭，一直哭；中学生梦见自己变成了机器人，手脚不灵光，走路都困难；大学毕业生每天梦见自己登泰山，一直爬，一直爬，却始终见不到最后一级台阶……

然而，每一个梦境都是有现实基础的。在梦里找不到妈妈的孩子可能是因为父母忙于工作，顾不上照顾孩子，让他（她）缺乏安全感；梦见自己变成机器人的中学生可能是父母管束得太厉害，缩手缩脚地什么都做不了；梦见爬台阶的大学毕业生可能正处在求职阶段，内心压力大，过度紧张。即使是情节不清晰的梦境也带有明确的情绪色彩，而不同的情绪色彩才是梦传递的宝贵信息。简单来说，梦境像电影一般，用意象的方法表达情绪，释放能量。

对梦境的分析在心理治疗中非常重要。因此，心理咨询师不仅要尝试分析来访者的梦境，还要分析自己的梦境。人本主义哲学家和精神分析心理学家艾瑞克·弗洛姆写过一本深入探讨梦的理论著作，名为《被遗忘的语言》，如书名所言，梦境的确是"被遗忘的语言"。

在继承弗洛伊德和荣格的理论之后，弗洛姆将二者关于梦境的解释进行了调和。他认为，梦是愿望的实现，也是内在洞察力与智慧的体现，梦境具有美好的一面，也具有邪恶的一面。在梦境中，人仿佛更有智慧，还具有了预见未来的能力，在荣格看来，那是"上帝的声音"；弗洛姆则认为那是来自内心的声音，是被压抑而无法被倾听的声音。

心理治疗师的职责可以分很多种，为来访者提供一个解决问题的方法，或者对来访者的负面情绪进行疏导。但是，更安全且长久的治疗是让来访者自己发现问题，自己对自己进行调整。作为了解自我的手段之一，释梦是了解自己的关键。尤其对于复杂的、高难度的精神病症，释梦是挖掘潜意识信息的重要手段。当然，在心理咨询中运用释梦需要心理咨询师具有高水平的职业素养，梦境复杂而具有多义性，其含义指向不可妄自猜测，更不能凭空捏造。

今天的精神分析治疗师已经不局限在具体地分析来访者的梦境，像希区柯克的《爱德华大夫》那样生搬硬套弗洛伊德的理论来解读梦境。咨询师更愿意将分析梦境作为辅助整个治疗过程的手段，比如，通过探索梦境的方式促进良好的咨访关系建立，来访者对咨询师谈论梦境，本身就是来访者坦白面对自己的过程，正视内心痛苦，以发觉自我的方式接受治疗，既是发现自我，也是疗愈自我。

任何一个时期的精神分析师都没有否定梦境对超我的超越。人在清醒时，来访者的想法被超我限制着，有关违背伦理、道德的想法被压抑在潜意识中，但是在梦里，这些想法会重新浮现出来，对咨访双方来说，分析梦境都是一个深入了解内心世界的机会。有时候，梦境还会帮忙解决咨询中遇到的阻抗问题。

对咨询师来说，了解自己的梦境可以预防反移情的发生。面对来访者的困惑，咨询师受到来访者的影响，心理状态会发生变化，这些变化可能通过梦境透露出来，这时候，咨询师需要在督导的帮助下深入了解内心，同时了解来访者。当咨询师和来访者共同走过这段心理历程，咨询会朝着更积极的方向发展。

来访者拒绝说再见

在与妻子离婚后，钟琪每两个星期去见一次心理治疗师，他的治疗师石安迪是一位颇具魅力的中年女士，经验丰富，专业能力强，而且气质文雅，平和亲切，很容易获得来访者的喜爱。随着会谈的进行，钟琪与石安迪之间的关系日渐密切，两个月后，钟琪不再称呼石安迪为石老师，而改称她为安迪老师。在安迪老师的帮助下，钟琪由暴怒变得沉静，会谈中提到他前妻的名字，不再显得怒不可遏，也能平静地谈论与前妻、前妻的情人之间的情感纠葛。

钟琪特别依赖安迪老师，每一次会谈，他都会提前到达，坐在休息室里，满心期待地等待会谈的开始。对此，安迪老师提醒过他，不过，钟琪否认了他对安迪老师有特别的关注，也没有承认他对安迪老师的私生活有太多关心。钟琪说，他只是对自己目前的状况非常满意，希望能看到更好的自己。

在倒数第三次会谈时，安迪老师提醒钟琪说，"按照我们当初的约定，一共20次的会谈，还剩下最后两次，上个星期因为我的私人原因耽误了一次，如果顺延的话会顺延到下个月，时间方面你有问题吗？"钟琪说他完全没有问题。安迪老师与他告别，约定好下一次会谈的时间，钟琪如常收拾好他的电话和公文包，准备离开，他大步走到门口，突然对安迪老师说：

"安迪老师，你好像晒黑了不少，如果没猜错的话，你和你老公是去海边度假了吧？"钟琪突然这么一问，安迪老师没有心理准备，一下子愣住了，片刻后，她沉着地回答说："关于这个问题，我们下次再讨论好吗？"钟琪笑着点头告别。

到了下个星期，钟琪如常提前到达。安迪老师外出归来，便开始了与钟琪的倒数第二次会谈。会谈进行了20分钟，钟琪在进行自我总结，看得出来，经过过去的18次会谈，钟琪完全抛开了离婚初期暴戾、愤怒、满眼仇恨的情绪，变得更自在、更自由、更有自信。不过，他一直没有提上一次治疗结束时他说的那句话，或许，他已经忘记了，或者假装忘记了。

钟琪的自我总结结束，安迪老师提醒他上次的约定，钟琪有些不好意思地说，那不过是无关紧要的话，叫安迪老师不要放在心上。可是，安迪老师觉得有必要刨根问底，最终，钟琪承认，他对即将到来的结束有些不舍，希望和安迪老师成为生活中的朋友，以后也能继续见面。

众所周知，精神分析疗法的治疗疗程都非常长，在弗洛伊德记录下来的案例中，治疗时间花费少则3个月，多则一两年，几乎没有经过一两次会谈就能轻松解决问题、结束治疗的案例。精神分析疗法需要比其他心理流派的疗法更长的治疗时间，这和弗洛伊德采用的自由联想、释梦等治疗方法有关。在当今的精神分析治疗中，治疗师虽然不会像弗洛伊德那样动辄用一两年时间治疗一位病人，但和其他流派的治疗时间相比，精神分析治疗的疗程还是相对较长的。

按照会谈次数分类，精神分析治疗的疗程分为短程治疗、中程治疗和长程治疗，短程治疗的时间限定在10次到20次会谈，中程治疗的会谈在20次到50次之间，长程治疗指超过50次会谈的治疗过程。拿长程治疗来说，会谈过程一般会经历建立关系阶段、深入阶段、整合阶段和独立成长阶段，具体的治疗过程会比一般化的治疗过程复杂一些，有些阶段表现得不那么明显，有些阶段则会循环往复地发生。

不管治疗的时间持续多久，治疗过程有多复杂、反复，一次治疗有开始必定有结束，不管时间早晚，来访者和咨询师不可避免地要面对咨访关系结束的那一天。心理咨询结束后，大多数来访者都会产生分离障碍，体验强烈的失落感，有的来访者甚至迟迟不肯结束治疗，拒绝对咨询师说再见。

这种情况基本有两种类型，其一，咨访关系也是一种亲密关系，在长期的咨询中，来访者对咨询师的存在形成了习惯。即使来访者不曾感受到自己对咨询师有特殊的感情或心理依赖，对于一个长期占据生活重要位置，却将在某个时刻不再参与进来的角色，来访者难免会产生失落感。反过来，咨询师也会体验到失落感。其二，如果来访者本身存在分离焦虑，对亲密关系的结束异常敏感，会比一般人有更长时间的失落，情绪反应也更强烈。一般来说，一旦会谈次数超过6次，结束时肯定会出现分离困难，有经验的咨询师会在真正的结束到来之前循序渐进地处理好这个问题。

会谈结束时，来访者往往会说出一些长久以来藏在心里没有说出口的话，因为结束时间已到，咨询师没有时间与来访者进一步探讨，更没有机会拒绝，来访者获得了安全感，更容易吐露心声。这些被保留到最后的话常有特殊的意义。在一个治疗过程结束时，对于来访者的一言一行，咨询师都应该特别留意，因为这可能影响治疗过程什么时候结束，能否顺利地结束，结束之后是否会残留未解决的问题。

心理咨询中，结束一个疗程的咨询向来复杂，不管是短程治疗、中程治疗，还是长程治疗。咨询师也好，来访者也好，不可避免地都会体验到失落情绪，有的情况是咨询师觉得已经完成了目标，想要结束，来访者却没有实现目标，结束不了；还有的来访者对咨询师产生了依赖，抱着"真希望永远不要结束才好"的心态一次次地继续咨询，把心理咨询变成了日常生活的一部分。

面对诸多情况，解决的办法有很多，最重要的是看咨询师如何根据具体情况做出应变。有的来访者可以根据最初约定的时间，到了一定的会谈次数就结束，比如说好了会谈20次，到了第20次，咨询师与来访者结束咨访关系。

理论上，咨访关系从建立那天开始就要确定结束的时间，结束时的目标，如果咨询目标达到也可以提前结束。目标达到的意思并非来访者的问题全部解决，而是这一阶段的目标已经实现。但是完全依照约定进行的情况非常少见，因此时间契约在实际操作中并不实用，更多的情况需要咨询师与来访者互相商量，根据会谈进行情况做决定。有时候，咨询师无法帮助来访者，咨询停滞不前，即使目标没有实现也要考虑结束，或者转介。

从另一个角度看，精神分析的治疗并不是以结束与咨询师的现实关系作为终点的。经过漫长的治疗之后，来访者具有了自我分析的能力，即使治疗结束，结束的只是咨访关系，而不是精神分析。在没有咨询师的情况下，来访者仍然可以用自我分析的方式继续下去，这种分析更内化，对来访者的心理建设更有帮助。

精神分析的过去与现在

作为精神分析学的鼻祖，弗洛伊德创立了精神分析学派，一百多年里，这个学派发展成了枝繁叶茂的大树，学习精神分析理论的人众多，精神分析也逐渐走出弗洛伊德的经典模式，发展出众多流派和理论。作为一种心理治疗的方法，精神分析也深入各个心理治疗领域。

心理学史家将精神分析划分为经典精神分析和现代精神分析。在后现代精神分析之后，精神分析依然在继续发展。作为一门科学，精神分析在受到质疑的同时不断发展、创新，探究临床理论和实践，发展到今天，精神分析主要可以分为四个重要派别。

排在第一的当然是弗洛伊德的经典精神分析；之后是自我心理学，以美国精神病医生哈里·沙利文，美国精神病学家埃里克森等人为代表；客体关系理论，以克莱因和英国心理学家罗纳德·费尔贝恩为代表；自体心理学，以奥地利心理学家海因茨·科胡特为代表。相对于弗洛伊德的经典精神分析，后三个学派被称为现代精神分析。

经典精神分析理论基本是由弗洛伊德一人建构的，他将人的意识分为意识、前意识和潜意识三个部分。意识是人能体验到的部分，直接与感知相关；潜意识是个人的原始冲动，受到道德禁忌、法律等多方面限制，是被压抑的本能；前意识则处在意识和潜意识当中，是一个过渡阶段。由于弗洛伊德强调性欲，他将人的原始冲动全部以性欲概括，认为性欲作为人的本源能量促使人去寻找一种不受约束的快乐，生命的生长和演化正是在性本能的驱动下进行的。

此外，弗洛伊德还把人格分为本我、自我和超我三个部分。本我是最原始的、无意识的部分，性欲与本我联系在一起，按照"快乐原则"行动；超我则按照社会的道德准则行动，遵循"伦理原则"；自我是人格意识的一部分，一方面按照本我要求，另一方面又要遵循超我要求，是处在本我和超我中间的人格部分，按照"现实原则"行事。在治疗方法上，弗洛伊德提倡释梦、自由联想和对自我防御机制的解读。

弗洛伊德盛名之时，众多精神分析爱好者跑到维也纳拜他为师，其中就包括荣格和阿德勒。不过，这两位高徒先后发展了属于自己的理论，后来与弗洛伊德分道扬镳，分别创立了人格分析心理学和个体心理学。

1937年，海因茨·哈特曼在维也纳精神分析学会发表演讲《自我心理学与适应问题》，由此确立了自我心理学，他也成为"自我心理学之父"。哈特曼是德国人，生于德国一个显赫的知识分子家庭，早年学习医学，并获得医学博士学位，后来他到维也纳追随弗洛伊德的女儿安娜·弗洛伊德学习精神分析，安娜认为精神分析治疗的重点在于自我和本我。"第二次世界大战"后，哈特曼移居美国，在那里研究自我心理学。在弗洛伊德的基础上，哈特曼澄清了弗洛伊德体系中关于自我心理学的一些模糊认识，把精神分析的一些命题纳入了普通心理学。

爱利克·埃里克森也是安娜的学生，他对自我心理学做出了很多贡献。埃里克森接受了弗洛伊德的人格结构说，但他更强调社会文化背景对人格发展的作用，将人格发展看作一个阶段向另一个阶段的系列式发展，每一阶段都有其特殊的目标、任务和冲突。埃里克森最重要的理论成果是心理社会发展的八阶段理论。

客体关系理论是心理动力取向的人格发展理论。客体一词，弗洛伊德曾经讨论过，客体是与主体相对应的概念，指个体的意愿、情感、行为所指向的对象，对婴儿而言，客体指满足需求的事物，其中包括内部客体、部分客体和完整客体。内部客体即潜意识幻想的产物，是相对于婴儿自身的客体；部分客体指婴儿体验到的客体的部分特征；完整客体指婴儿将客体作为一个完整的整体来体验，既能体验到客体带来的满足，也能感受到挫折和失落。

客体关系理论的代表人物克莱因关注孩子与母亲在生命前三年里建立的关系。如果说弗洛伊德分析的是俄狄浦斯情结，克莱因分析的则是俄狄浦斯情结出现的前期，强调婴儿从母婴关系的体验中发展出来的心理结构，包括内在客体和外在客体。所谓内在客体，是指形成于早年生活（主要是前三年），对重要照顾者（多指母亲）的体验，这段关系会在人格中留下痕迹，并且影响未来的与外在客体的关系。

外在客体指的是人际关系中的重要他人，可以是生命早期的重要他人，也可以是现在的重要他人。与外在客体的关系会受到内在客体的影响，反过来，外在客体也会对内在客体发生作用。总体来说，客体关系理论是在精神分析框架下对人际关系的研究，克莱因认为，婴儿与母亲的关系不仅会影响个体的精神结构，还会影响个性发展。

自体心理学的代表人物海因茨·科胡特是美籍奥地利犹太人，他从芝加哥精神分析学院毕业，而后在芝加哥大学担任教授，讲授精神医学，曾是美国精神分析协会的会长和国际精神分析协会的副会长。科胡特于1971年发表《自体的分析》，首次提出"自体心理学"理论，他还有著作《自我恢复》《如何分析治疗》等。

由于科胡特接受的训练属于美国自我心理学理论，他能赢得弗洛伊德精神分析师之声誉实在难能可贵。科胡特最初是研究自恋问题的，自我心理学的实质也是研究自恋。科胡特所强调的自恋并非病态的心理特征，而是作为人类发展的一部分给予关注。

在对自恋型人格障碍的研究中，他发现了自体的发展和自体客体转移的关系。自体心理学的核心仍然是精神分析，但是在看待咨访关系方面，自体心理学看重与来访者的情感关系，以便使用共情获得来访者的信任，进而对来访者的病症做出更精确的分析。

有趣的是，在科胡特创立自体心理学的同时，人本主义心理学家卡尔·罗杰斯也在芝加哥大学工作，由于罗杰斯提出的人本主义思想近乎对精神分析理论的颠覆，因此引来了精神分析学派的攻击。科胡特并没有区别于他的同行，对罗杰斯表示友好，但是他对罗杰斯的"共情"产生了兴趣，后来，共情的确出现在他的自体心理学理论中。

这些学派的区别在处理案例上表现得比较明显，比如说，一位女性因为婚姻问题寻求治疗师的帮助，经典精神分析学派可能会从这位女性的性本能入手，还要尝试解决她对父亲未完成的厄勒克特拉情结或她丈夫对母亲的俄狄浦斯情结。持客体关系理论观点的治疗师则将目光集中在女性与她母亲之间的关系上，比如，她是否在生命早期经历了母爱剥夺，或者她是否存在理想化的心理防御机制，认定她的丈夫是世界上最完美的男人，把她的婚姻建立在虚幻的想象之上，一旦她发现完美男人的"平凡人"特质，势必会产生问题。

精神分析理论诞生之后，一段时间里在欧洲占据绝对的统治地位。随着其他心理学流派的出现和精神分析学派内部的分歧，经典的精神分析受到了诸多挑战。随着神经科学的发展，弗洛伊德那一套假设和理论有些被证实，有些则被证明不符合事实。

如今精神分析不受重视有治疗方法进步的因素。作为一种治疗方法，不是说它不对或者不适宜当代的来访者，只是当今的心理治疗中，不管是咨询师还是来访者，没有人愿意花费大量的时间和金钱，经历漫长的治疗和对过去痛苦经验的一次次重现，其结果不见得令人满意，治疗效果也可能甚微。当存在更便捷、更高效的治疗方法时，人们当然不会舍近求远，给自己找麻烦。这也是市场淘汰的结果。

当然，精神分析思想的贡献更多地在于对心理结构的探索，对人性的理解上，即使完全不使用精神分析疗法的咨询师，在实际治疗中也会或多或少地借鉴精神分析的理论。国内在心理咨询和治疗上呈现多种理论融合的态势，心理咨询师不拘泥于某一种理论和方法，而是取长补短，根据来访者情况适当调整咨询策略，其中不乏精神分析疗法和认知疗法、家庭治疗等结合的案例。

当然，这也和国内目前的心理咨询现状有关系，真正将精神分析研究透彻的从业者少之又少，大多数人只能抱着"技多不压身"的心态，能多学一样就多学一样，结果样样通却样样松，治疗实践也变成了各种心理疗法的大杂烩。

总之一句话，弗洛伊德理论或许过时了，但是精神分析并没有过时。

第二章

可为教师，可为强盗：行为主义疗法

行为的先天与后天

和精神分析不同，行为主义治疗只针对来访者当前的问题，不去揭示问题的历史根源，也不看重来访者的自知力或领悟力。治疗以特殊的行为为目标，被改变的行为便是症状的表现，由于治疗技术来自心理学实验，行为主义治疗不关心治疗过程，或者很少关心，他们更看重特定的治疗目标，一旦治疗目标确定，来访者可以在条件作用下获得治疗。

在心理咨询和心理治疗中，行为主义的具体方法包括条件刺激的强化、条件反射的消退、奖励、惩罚、反馈、模仿、替代强化等。实际治疗中，操作性条件反射带来的奖励、惩罚会促成某种行为的强化或消退。

行为主义心理学是美国心理学家约翰·华生创立的心理学学派。1913年，华生在美国《心理学评论》杂志上发表了题为《一个行为主义者所认为的心理学》的论文，阐明了他的行为主义观点，这篇论文也被看作行为主义心理学正式诞生的宣言。基于心理学实验，华生认为心理学不应该研究意识，而应该研究行为。

华生的行为主义理论受到伊万·彼得罗维奇·巴甫洛夫的经典条件反射理论影响。与华生同为行为主义心理学代表人物的心理学家还包括伯尔赫斯·弗雷德里克·斯金纳和阿尔伯特·班杜拉，前者的操作性条件反射原理和后者的社会学习理论皆为行为主义的重要理论。

简单介绍下这三个理论。在心理学史上，巴甫洛夫、斯金纳和班杜拉这三位都是重量级的人物。由于研究侧重不同，他们没有强调心理治疗的方法，而是着重行为主义心理学的理论建设，但是，他们的心理学理论为行为主义的发展提供了不同的理论角度。

巴甫洛夫是苏联时期的生理学家，重点研究血液循环和神经系统作用的问题，他在进行消化道研究时以狗为实验对象，意外地发现了条件反射理论。为了区别于后来的条件反射研究，人们称其为经典条件反射理论。经典条件反射理论能够解释人的很多行为，正是因为在条件反射的影响下，人的行为变得自动化或半自动化，一旦条件反射产生负面作用，人就会出现强迫、焦虑不安等症状，或者形成某种疾病。

斯金纳的操作性条件反射和巴甫洛夫的经典条件反射区别在于前者是反应—刺激，后者是刺激—反应。在巴甫洛夫的实验室里，狗是在食物、灯光的刺激下分泌唾液的，狗的反应是被动的；在斯金纳箱中的小白鼠却是在误打误撞中发现了食物刺激，行为是自发的，由于刺激的出现，自发的行为得到了强化，被行为结果所控制。操作性行为是有机体对环境主动适应的产物，人类的很多行为，如游泳、写字、读书等，都属于操作性行为。

从20世纪90年代开始，行为主义，尤其是华生、斯金纳主张的行为主义开始走下坡路。行为主义由盛转衰有多方面的原因，社会学习理论以及后来的认知学派对传统的行为主义产生了冲击，另外，在行为主义统治北美的同时，在大洋彼岸的奥地利及德国，强调经验和行为的整体性的格式塔学派兴起，他们反对行为主义主张的"刺激—反应"公式，认为整体不等于部分之和，意识不等于感觉元素的集合，行为不等于反射弧的循环。

当然，行为主义并未就此销声匿迹，今天的行为主义不像华生那个时代独领风骚，但是其精神内核一直延续到今天。在班杜拉之后，美国出现了另一位引领变革的心理学家——朱利安·罗特。罗特的主要心理学成就是行为预测论与控制点理论，他发展了社会学习理论。

罗特最初对心理学产生兴趣是从精神分析开始的，他痴迷介绍精神分析的书籍，还尝试给他的朋友解梦，由于学心理学的出路并不理想，罗特在大学时选择了化学。后来，与阿德勒的相遇让罗特重燃对心理学的热情，尽管心理学专业学生的就业情况依然令人担忧，不过，罗特找到了一条颇有希望出头的职业道路：学术研究。

犹太人的身份让罗特在学术道路上走得异常艰辛。"第二次世界大战"期间，他以心理学家的身份服务于美国军队，在战争中的贡献让他受歧视的状况有了改观，那时候，他已经开始使用"社会学习"这个术语——比班杜拉更早，他也看到了社会认知对于行为主义强调的刺激、反应的重要性。

1954 年，罗特提出了一种个体归因倾向的理论，即控制点理论。罗特认为，控制点把人分为内控和外控两种类型，前者将事情发生的责任归于自身因素，后者将责任归于外部因素。把责任归于自身的人在做事情时倾向于改变自己，喜欢将责任归于外部因素的人则倾向于依赖、改变环境。这个理论改变了行为主义的局面，为后来的认知学派提供了理论准备，同时，它还吸引了许多追随者，现在广为人知的归因理论就是在控制点理论基础上发展而来的。1974 年，美国教育心理学家伯纳德·韦纳提出了归因理论，他认为，人的行为成败有三方面的因素，分别是控制点、稳定性和可控性，韦纳强调的控制点便是罗特提出的控制点。

班杜拉最经典的实验研究是观察学习。在早期的一项研究中，班杜拉和他的同事让儿童观察成年人殴打充气娃娃，之后把儿童带入放有充气娃娃的实验室，观察儿童的行为表现。结果发现，儿童在实验室里会对充气娃娃拳打脚踢，由此证明，成人榜样对儿童行为有明显的影响，儿童的许多行为是从成人榜样那里习得的。接下来的实验，他们观察了儿童的攻击行为在获得奖励或受到惩罚之后的不同表现，结果发现，如果儿童的攻击行为获得了赞扬，之后的攻击行为会增多；如果受到惩罚，儿童的攻击行为会减少。

不同于华生那样的绝对的环境决定论者，班杜拉强调，人的行为处于认知、思维等心理过程调节下，并非像低等动物一般完全受制于环境，以条件反射建立行为模式活动。人不仅能够在直接经验中学习，还能通过对他人行为及行为后果的观察学习。人的行为和环境都在改变，环境和行为是相互影响的，没有谁是改变谁的决定性因素。

综合来看，华生的确是最绝对、最激进的行为主义者，他的名言是：给我一打健全的婴儿，我可以保证，在其中随机选出一个都可以训练成为我所选定的任何类型的人物——医生、律师、艺术家、巨商或者乞丐、窃贼，不用考虑他的天赋、倾向、能力、祖先的职业与种族。这完全是环境决定论的思维模式，认为人的一切行为都可以后天塑造，不管是正常的还是病态的。华生过分地夸大后天环境在人的行为发展中的作用，忽视了遗传的重要性。

在华生的实验中，"小阿尔伯特"的实验虽然臭名昭著，违反了伦理道德，却是被各国心理学教材记载的经典实验。这个实验并不复杂，就是在儿童身上建立经典条件反射，华生把小阿尔伯特当成了巴甫洛夫的狗，这也是这个实验在今天的人们看来无法接受的原因。其实，华生做实验时，由于心理学研究中的伦理标准尚未确立，心理学家违反道德的实验并不少见。

小阿尔伯特的实验非常简单。小阿尔伯特是一个孤儿，参与实验时只有八个多月。实验的第一步，在小阿尔伯特的面前摆放小白鼠、猴子、狗、面具以及棉花，观察他的反应，确定他并不是天生恐惧这些东西；第二步，在小阿尔伯特的面前放置小白鼠，当他触摸小白鼠时，用锤子敲铁棒，制造突如其来的巨大声响，观察小阿尔伯特的反应。很显然，小阿尔伯特被吓坏了，他剧烈地抽搐，听到第二次敲击声时，小阿尔伯特紧闭嘴唇，身体颤抖。当华生敲响第三声时，小阿尔伯特跌倒在地，大声地哭起来。而后，再次将小白鼠放在小阿尔伯特的面前，他表现出明显的恐惧，华生用这个实验证明，情绪行为是可以通过简单的刺激—反应建立起来的。

和华生比起来，斯金纳显得温和一些，因为他强调了环境与行为中间的连接环节，但仍然认为强化作用可以塑造行为，甚至是较为复杂的行为。到了班杜拉这里，他开始注重人的感知能力，主要是儿童的感知能力，从人的自身特点出发考虑行为与环境之间的相互作用关系。而后，班杜拉又将行为、环境与个人三者的互相影响发展为交互决定论，即行为、环境、个人三个因素相互影响，构成一种三角互动的关系，个人的成绩如何是外界环境与人的主观因素共同作用的结果。这一理论完全抛开了机械的环境决定论，将人的主观能动性放在重要位置上。

系统脱敏的技术

　　小夏今年18岁，是一位特别胆小的女生，用小夏妈妈的话说，她小时候连厨房打碎一只碗都能吓得失声痛哭。本是阳光灿烂、活力四射的年纪，胆小的小夏却因为怕狗变得神经兮兮，她不能听"狗"这个字，一听到就心神不宁、浑身战栗。每天晚上，小夏都会做被狗咬住的噩梦，在噩梦中惊醒，常失声痛哭，不能自制。因为怕狗，小夏不愿意出门，也不愿意和外界接触，一度出现了厌学情绪，小夏的妈妈担心她如此下去会影响学业，希望社区的心理咨询师能够帮助她。

　　根据小夏妈妈的介绍，小夏是一个内向得有些孤僻的学生，在学校的朋友不多，平日里喜欢独来独往。小夏从小怕狗，无论大狗小狗，她都不敢亲近，走在路上看见有人遛狗，她会赶紧远远地避开，无论多么可爱的小狗，她都不会仔细瞧瞧，更不用说上前摸摸。不过，小夏对狗的反应突然变得如此强烈，和两个星期前的一次意外遭遇有关。

　　一天晚上，小夏一个人回家，进了小区，一条无人牵绳的大狗跟在她后面走着，小夏紧张得不停地回头看，那狗亦步亦趋地跟着她，狗主人则走在10米开外的地方，边走边和身边人聊天。小夏害怕极了，加快了自己的速度，没想到那大狗也加快了速度，不紧不慢地跟在她身后。小夏好不容易进了单元门，上电梯时，她发现狗主人牵着刚才那条大狗跟她一起进了电梯，小夏看一眼楼层，只有她按的15层和7层是亮灯的，小夏长舒一口气，心想熬到七楼就安全了。

没想到，电梯行进中，大狗突然凑到小夏脚边，伸出舌头想要舔她，小夏吓坏了，失声大喊着跳到电梯的一角。不知那大狗是发怒了，还是被小夏吓到了，朝着她吠了起来，小夏躲无可躲，缩着身子，"哇"的一声哭了起来。狗主人见状，连忙拉开大狗，安慰她说："不用怕，不用怕，它不咬人的。"好不容易熬到7层，狗主人拉着大狗下了电梯，小夏已经不能自制，吓得坐到了地上。

事后，小夏妈妈到狗主人家里和物业办公室投诉，狗主人上门给小夏赔礼道歉，可是小夏的情绪一直不稳定。她不敢一个人出门，也不敢一个人在小区里走，她远远地见到狗，就担心狗会扑过来咬她，有时候，光是想象狗站在自己面前的情形，小夏就已经吓到脸色苍白。

从小夏的反应来看，她对狗的恐惧已经形成了恐怖障碍，影响到她的日常生活。对小夏来说，任何认知上的干预都无法消除她对狗的恐惧，即使狗并没有真实出现，她也会产生恐惧情绪。因此，不能强迫她去接近狗，用满灌疗法不仅不会见效，还可能给小夏造成更大的伤害。三思之后，社区的心理咨询师决定尝试与满灌疗法相反的系统脱敏疗法。

在进行系统脱敏之前，咨询师与小夏一起讨论建立恐怖等级。根据她以往经历过的恐怖情景，咨询师制作了10张卡片，每张卡片代表不同等级的恐惧。小夏根据自己的焦虑、紧张程度进行排列，以1~10确定恐怖等级。卡片排列完毕，未来的系统脱敏便以这个等级顺序进行。

第一次系统脱敏，咨询师先让小夏做了5分钟的放松练习，确定她已经进入放松状态后，先让她用想象的方式体验恐怖等级最低的情景。见小夏的声音显得紧张，与咨询师的对话也断断续续，咨询师先停下来，让她再次放松。重复了 3 次脱敏，小夏的反应才平静下来。由于会谈时间快要结束，咨询师便与她约定下一次见面的时间。

经历前三个等级的脱敏，小夏的表现不那么紧张了，似乎她自己也逐渐摸出了规律，每一次都能积极配合，治疗的效果也很好。经过前后一共 11 次会谈，小夏的恐惧情绪基本消失，虽然她依然不喜欢狗，不愿意与狗亲近，但是与别人谈论与狗有关的事情时不再出现焦虑、紧张，每天上学、放学也能一个人离家、回家了。

系统脱敏疗法是行为主义治疗技术之一，是美国行为治疗心理学家约瑟夫·沃尔普提出来的。"系统脱敏"以渐进的方式克服焦虑、紧张，通过生理上的放松状态对紧张状态的抑制作用，达到克服心理紧张、控制焦虑情绪的目的。沃尔普认为，动物神经性症状是习得的，人类的症状也是习得的，而交互抑制的方法恰好可以减少神经症行为。沃尔普得出"系统脱敏"理论依据的实验也是一项缺乏人道主义关怀的实验：电击猫。

沃尔普首先将一只猫关进实验笼里，用经典条件反射的方式让猫建立铃声与电击之间的条件反射：响铃声，然后电击它，响铃声，然后电击它，如此反复多次，猫开始变得焦虑。即使铃声、电击双双停止，它的焦虑症状也没有消失。这时候，猫拒绝在实验笼里进食，把它放到其他地方，它依然拒绝进食。沃尔普把这只猫搞得紧张兮兮，焦虑不安，接下来，他的任务是把这只猫变得正常，消除它的紧张感，让它重新进食。

首先，沃尔普找了一间与之前的实验室完全不同的房间，环境发生了变化，猫的恐惧感降低，它开始进食了。接下来，将进食的地方换到与进行电击的实验室差不多的地方，重新经历恐惧，猫又焦虑不安，拒绝进食了，不过，犹豫些许时间后，猫尝试着进食。然后，将进食的地方换到最初进行电击的实验室，但是远离实验笼。依照以往经验，猫先是表现得焦虑不安，经过一番内心挣扎，它又能进食了。沃尔普逐渐缩短进食地点与实验笼之间的距离，直到进入实验笼进食，猫也能完全适应。经过一次次适应，最终猫对实验笼的恐怖反应得到了消除。

实验表明，焦虑状态与放松状态是对抗的过程，一种状态的出现会抑制另一种状态。沃尔普的方法即对处于紧张、焦虑状态的个体实施放松，令其不断缩短与引起紧张、焦虑情绪的情境之间的距离，直到个体完全摆脱恐惧，丧失对相应情境的敏感度，从而实现系统脱敏。

这个实验就是系统脱敏疗法的雏形，此后的系统脱敏治疗过程与沃尔普的实验大同小异，并且获得了相似的结果。系统脱敏的关键是建立合理的恐怖等级，将引起焦虑、紧张的刺激情境按照强烈程度分类，之后用从想象脱敏过渡到现实脱敏的方法逐步消除内心恐惧。

比如故事中的小夏，她对狗的恐惧可以分为不能听到别人讨论狗、不能观看电视上有关狗的画面、不能接受百米之外的狗、不能接受狗站在身边……如此分为若干等级层次的恐怖情境后，心理咨询师根据从最小强度到最大强度的排列顺序，逐步消除小夏对狗的恐惧感。治疗的目标并非让她从惧怕狗变作喜欢狗，她可以继续怕狗，不喜欢与狗亲近，但是怕狗这件事已经不再影响她的日常生活，狗的出现不会继续令她产生过分强烈的情绪反应，治疗的目的便达到了。

系统脱敏疗法比较适合恐怖症、强迫症等神经症的治疗，病情发作与诱发刺激有关，但是，应用系统脱敏疗法时，还要考虑来访者的文化水平、受暗示程度和发病原因。系统脱敏是治标不治本的疗法，如果病人的神经症存在深层次的心理原因，还需要用其他疗法更彻底地治疗。

暴露在恐惧面前

　　今年31岁的王凯在一家外企担任销售部经理，公司的办公室租用位于市中心的国贸大厦第15层，尽管楼层高，电梯方便，王凯仍坚持每天爬楼梯上下班。一开始，同事好奇王凯为何不坐电梯，给自己找麻烦，纷纷询问他原因，他只说每天工作时都在坐着，难得有时间运动，爬爬楼梯只当锻炼身体了。可是，当同事看见他即使在迟到边缘到达1层大堂，宁愿冒着迟到的危险也要坚持爬楼梯，不禁对他的行为感到奇怪。

　　其实，王凯奇怪的举动不止每天爬楼梯这一项。由于工作需要，每个月里，王凯总有几次出差任务，他的同事一般都选择飞机出行，省时省力，又能避免长时间的路途劳顿，可是王凯从来不肯坐飞机。出差到距离近的城市，他自己开车过去；距离太远的城市，开车来不及，他会选择高铁，但绝对不会选择飞机。在公司大会上，行政部经理多次夸奖王凯，说他是多年来坚持为公司着想、带头节省开支的好领导。由于王凯的故事在公司上下广为流传，在下属眼中，王凯渐渐成为一个行事风格独特、极具个人魅力的领导者。只是没有人知道，他这一系列行为作风是因为他患有幽闭恐怖症。

　　早些年，王凯每次坐电梯就浑身不舒服，遇到楼层多或者电梯运行时间久的情况，他就开始眼睛冒金星，呼吸困难，坐飞机的话，从舱门关上那一刻开始，他便脸色苍白，呼吸急促，严重的话还会双腿发抖，浑身冒冷汗。那时候，王凯不知道自己有幽闭恐怖症，只当是身体敏感，对失重的反应比其他人强烈。直到有一次，他在坐电梯时头晕目眩，难以自控，直接晕倒在电梯里，他才知道自己的情况属于幽闭恐怖症。

医生跟他说，幽闭恐怖症是一种焦虑症，患者一般都是在电梯、车厢、飞机舱等密闭空间发作，表现为心慌气短、呼吸急促、浑身发抖，严重时还可能晕厥。患上幽闭恐怖症的原因有很多，包括性格、成长经历、心理状态等。王凯回想过往，他并没有想到与电梯惊魂、飞机事故有关的恐怖记忆，他只记得自己从第一次坐飞机起就浑身不舒服，坐电梯总是觉得晕晕乎乎的。很长时间里，他以为所有人都有他的情况，只是他比较严重而已。

医生建议他用暴露疗法，即使身体不适，也要坚持坐电梯，以迎难而上的态度面对恐惧。王凯遵从医嘱，坚持坐了3天电梯，上班一次，下班一次，可是在第3天下班时，他再次晕倒在电梯里。从此之后，他彻底告别电梯，无论走到哪里，他宁愿多爬几层楼梯，也不愿意走进电梯厢里。公司的办公室从国贸大厦的4楼搬到15楼，王凯也没有放弃自己的坚持，依旧爬楼梯上下班。原本他只是想要舒舒服服地上班、下班，不想再次体验濒临死亡的窒息感，没想到他的爬楼成了个人癖好，在公司里传为佳话。

行为主义疗法中的暴露疗法和系统脱敏是两个完全相反的路数。暴露疗法是让来访者一下子暴露在恐惧的事物面前，比如让幽闭恐怖症患者直接进入电梯或者飞机舱，直面恐惧，而系统脱敏则是循序渐进，按照来访者事先订立的恐怖等级，一点点地接近能引起恐惧的事物，直到来访者的心理承受能力能够直面恐惧为止。

暴露疗法，又称满灌疗法、冲击疗法，适合用来治疗恐怖症、抑郁症、强迫症、精神分裂症，因为这些病症的共同点是患者的恐惧情绪。恐惧是一种习得模式，想要克服恐惧，就要打破已经形成的行为模式，让患者直接面对产生恐惧的事物。

　　暴露疗法鼓励患者直接面对恐怖的情境，以突然呈现、长时间呈现的方式，让患者暴露在恐惧面前，患者体验到强烈的情绪反应之后，逐渐适应恐惧情境的存在，所以称为满灌。治疗时，咨询师可以让患者想象最恐惧的情境，也可以由咨询师向患者描述最恐怖的场面，或者放录像、使用幻灯片，或者干脆让患者直接进入令他最害怕的情境中。在呈现恐怖刺激时，患者不可以用闭眼睛、塞耳朵、大喊大叫等方式逃避恐惧。

　　由于暴露疗法有一定的危险性，使用之前需要格外谨慎和注意。咨询师首先要考虑患者的文化程度、个性特点、受暗示程度等，看其是否适合暴露疗法，有的人天性胆小，心理承受力较弱，如果被扑面而来的恐惧吓到，出现意想不到的糟糕反应，心理治疗势必弄巧成拙。因此，体质虚弱，患有心脏病、高血压的患者不能尝试暴露疗法。

　　即使咨询师经过分析后认定患者适合使用暴露疗法，也要向患者说明治疗原则、可能出现的意外，在治疗之前，需要准备急救药品和器具，以备不时之需。故事中的王凯接受过暴露疗法的治疗，可是因为没有经过细致的评估、考量，医生就让他亲身体验引起恐惧体验的电梯，结果导致他对电梯等幽闭空间更加排斥，幽闭恐怖症越发严重。

　　此外，在使用暴露疗法之前，咨询师要明确患者的求助动机，确保患者的家庭成员对暴露疗法有一定的了解，且愿意参与治疗过程。因此，一般咨询师在治疗之前都会让患者及其家人对暴露疗法有初步的认识，取得患者和家人的同意后再进行治疗。如此一来，患者的主动性被调动起来，治疗过程中的治疗作业也能在家人配合下共同完成。

和系统脱敏一样，暴露疗法并不能真正地解决问题，因为恐惧并非来自引起恐惧体验的事物或情境本身，而是来自当事人压抑的潜意识。有的人压抑了对父母的愤怒，外显为幽闭恐怖症；有的人无法从某一个生命阶段走出来，构成了社交恐怖症。对所有恐怖症患者来说，真正引起恐惧的是隐藏在心底的恐怖事实，只有将潜意识里的恐惧根源挖出来，才有可能彻底消除恐惧。

厌恶来得更猛烈

厌恶疗法，又称为"对抗性条件反射疗法"，是行为主义疗法中常用的一个疗法。厌恶疗法的原理是经典条件反射，即采用带有惩罚性质的厌恶性刺激，让患者的不良行为与强烈的负面感受联系起来，让人产生新的条件反射，以此消除、减少不良行为。具体手段包括电击、催吐、语言责备、想象等。

电击厌恶疗法，即将患者的不良行为与电击建立联系，一旦出现该行为，就给予电击，电击一次后稍事休息，一般休息几分钟，之后进行第二次电击。电击厌恶治疗每次持续20~30分钟，反复多次，直到新的条件反射建立起来。电击的程度和具体操作需要与患者讨论，征得患者同意后才可施行。

催吐厌恶治疗其实就是药物厌恶疗法，当患者出现不良行为时，令其产生呕吐反应，因为呕吐反应过于强烈，患者的注意力转移，减少不良行为的出现，直到不良行为消失。催吐厌恶治疗一般用于治疗酗酒、饮食过度等与食相关的行为障碍，坚持治疗足以令不良行为逐渐消失。

这种方法可以用来戒烟，如在短时间内让患者大量、快速地吸烟，吸烟量达到平日里的2~3倍，直到患者产生头晕、口舌麻木等不适反应。这种难以忍受的刺激与吸烟构成新的条件反射，重复多次，新的条件反射建立，患者再次吸烟时就会联想到曾经体验过的痛苦感受，从而对吸烟产生厌恶心理。

还有一种方法叫作想象厌恶疗法，即咨询师通过描述的方式让患者想象出厌恶的对象，从而达到治疗的目的。但是在实际操作中，想象厌恶疗法并不如电击疗法或催吐疗法有效。

除了以上三种具体操作方法外，治疗师还会采用橡皮圈、针刺等方法，比如在恋物癖患者出现窃取物品的念头或者付诸行动时，给患者以针刺刺激，重复多次，患者会减轻或消除不良观念和行为。厌恶疗法也适用于强迫观念和性变态行为。

厌恶疗法在生活中常被用于行为矫正，即使不懂得心理学原理的人也能掌握。在古代民间，妈妈给幼儿断奶时用的就是厌恶疗法，古代的妇女并不懂得心理学，但是她们从朴素的经验中知道，孩子尝过几次带有奇怪味道（辣的或者苦的）的乳头，总有一天会放弃吃奶的念头。再如，妈妈在喜欢偷玩电脑的孩子手腕上套一根橡皮筋，孩子有一次偷偷开电脑的行为，就弹他10次。时间久了，孩子就会按时开电脑，按时关电脑。

厌恶疗法效果好，治疗周期短。与其他行为主义疗法一样，由于厌恶疗法达到足够强度时会带来很多痛苦、厌恶的反应，患者要有信心，主动配合治疗，对于自制力差的患者，更需要坚定治疗的信念，持续治疗，直到不良行为消失。在治疗之前，咨询师有责任向患者解释清楚，让患者明白厌恶疗法的利与弊，必要时还要征得家人的同意和配合，一方面避免治疗中出现不必要的争论，另一方面也会令治疗效果更好。

综合来看，厌恶疗法对治疗成瘾行为，如烟瘾、酒瘾、毒瘾、网络成瘾；性变态行为，如异装癖、露阴癖、窥阴癖、恋物癖等效果显著。另外，对某些强迫性观念和强迫行为效果良好。出于保密原则，除了当事人之外，没有人知道厌恶疗法的治疗现场是什么样的，不过，导演库布里克却在他的电影《发条橙》中真实地呈现了用厌恶方法治疗一个性瘾暴力狂的过程。

电影《发条橙》中的主人公阿历克斯是一个问题少年，他和他的同伙们整天到处寻欢作乐，发泄暴力冲动和性欲。他们殴打流浪汉，与流氓团伙大打出手，入室抢劫，强奸妇女，无恶不作。一次入室抢劫杀人之后，阿历克斯被警察逮捕，经过法庭的宣判，阿历克斯因杀人罪等一众罪行被判入狱14年。为了减刑，早日出狱，阿历克斯参加了一项有关厌恶疗法的实验。

实验过程大概是这样的：医生确定了阿历克斯需要改变的行为，包括攻击行为、性行为。实验中，阿历克斯表现出对贝多芬音乐的兴趣，医生心血来潮，尝试改变他对贝多芬的喜爱。实验开始后，阿历克斯被注射某种药物，之后医生把他绑在椅子上，用工具将他的双眼撑开，强迫他目不转睛地观看以暴力、色情为主题的电影。阿历克斯由于药物作用，生理上感觉恶心，无法像以前那样从影片中获得快感，反而体验到比死亡还要难以忍受的痛苦。时间久了，他出现条件反射式的恶心，再也激不起暴力欲望、性欲，贝多芬的音乐也会令他联想到痛苦的体验。

经历了一系列实验后，阿历克斯彻底改变了。他不再具有暴力倾向，更丧失了对贝多芬音乐的喜爱。经过官方认定，阿历克斯已经彻底失去了攻击性，不再会对社会构成威胁，最终，阿历克斯重新获得自由。

行为主义简单粗暴的治疗方法曾经在多年里遭受诟病。尽管行为主义治疗简洁明快，相对来说效果显著，正如行为主义理论主张的那样，包括厌恶疗法等众多具体技术将人看作没有主观能动性的机械，对人这一主体不进行过于复杂的心理分析，因此难以洞察真正的心理症结，使得心理治疗流于表面，治标不治本。

奖赏每一个进步

　　18岁的小曼是一位芭蕾舞演员，近来舞团为了庆祝成立30周年，正在紧锣密鼓地排练《天鹅湖》，由于舞团首席做了阑尾炎手术，无法回归工作岗位，小曼临危受命，担任"白天鹅"一角。小曼一时间感觉责任重大，她的表现将影响整部芭蕾舞剧的演出效果，为此，小曼日夜排列，每日早来晚走，比同事们付出了更多的心力和时间。

　　不知道什么原因，排练进行了两个月，小曼的后背突然生出了皮疹，奇痒难耐，加上小曼忍不住抓挠，她的后背皮肤变得越发糟糕。小曼接连看了几家医院的皮肤科，服过中药、西药，使用过各种药膏、洗剂，可就是不见好转。舞团的艺术总监担心小曼因为皮肤问题而影响排练和最后的演出，建议她一边治疗皮肤病，一边看心理医生。

　　初见小曼，她的样子完全不像一个优雅的舞者。她心情烦躁、说话声音大、语速快，因为咨询师没能第一时间理解她的问题，她竟然暴躁地吵闹起来，情急之下，她口不择言，把咨询师狠狠地数落了一顿。咨询师安慰她许久，她才逐渐平静下来，说起近日来所遭受的皮肉之苦。说话间，小曼不断地挠抓后背，白裙子里渗出细微的血迹斑点来。

　　小曼几年前就出现过皮肤瘙痒的症状，那时候，因为她刚经历了高强度减肥，身体虚弱，跳舞时力量不够，排舞时经常受到前辈的训斥，每次排练，她都感觉不自在，时不时地出现皮肤瘙痒。但那时候情况不严重，她偶尔用毛巾搓一搓，用手挠一挠，排舞忙起来就忘记了。但是这一次不一样，不仅后背痒起来难以自制，心情也跟着烦躁，经过治疗，依然不见好转，这更让小曼心急如焚。小曼做芭蕾舞演员多年，深知保养的重要性，如果她的后背因为抓挠破了相而影响演出效果，她的"白天鹅"角色一定会受到威胁。

咨询师看了小曼的病例诊断，确认皮肤的病变是存在的，但是没有她说的那样严重，她的皮肤状况更多来自她自己的抓挠。从第一次会谈中可以看出，小曼是一个受暗示性非常高的女性，而且情绪焦虑、急躁，可能是身心反应在起作用。医学心理学认为，人的身体是心理的反映界面，身体能将心理、生理的变化诚实地反映出来，小曼的皮肤瘙痒，一方面来自她受的某种物理性刺激，另一方面来自她过于紧张的精神状态。

基于小曼的特殊情况，咨询师与她定了一个为期两个月的计划，确定治疗目标为改变小曼抓挠皮肤的习惯，减轻她对皮肤的二次伤害，同时缓解她的焦虑情绪。咨询师请来小曼的母亲和舞团的艺术总监协助治疗，小曼的母亲负责记录小曼抓挠皮肤的次数，并且监督她，帮助她克制抓挠的习惯。如果小曼能克制住抓挠的习惯，且不再习惯性地到医院就诊，咨询师给予奖励，她母亲也要给予劝慰和安抚，并且减少对她舞蹈事业的过度关心。如果小曼未能坚持不抓挠皮肤，则请艺术总监罚她少参加一个小时的舞蹈排练，而且要留在家里做一个小时家务。

由于家庭环境、工作环境发生了变化，小曼逐渐控制住自己不去抓挠后背，在她尽力做家务时，对芭蕾舞剧的注意力转移了。在家人和朋友的鼓励下，小曼逐渐放松下来，她的皮肤症状在服用相应药物后得到好转，且没有复发，两个月后，小曼的后背没再痒过，她也戒掉了抓挠后背的习惯，全身心地投入舞剧的排练之中。

简单的奖赏机制向来是教师的最爱。比如，地板上有一小块纸屑，A同学主动将纸屑拾起扔进了垃圾桶里，将这一切看在眼里的教师立刻表扬了A同学——"A同学，你的卫生习惯非常好，是全班同学的榜样"，或者说"同学们，A同学积极主动，爱好清洁，这个星期的小红花是不是应该发给他？"这样一来，A同学的行为受到奖赏，他的捡垃圾行为得到了强化，下次遇到同样的情况，A同学将地上的纸屑捡起来的概率会大大增加。在持久的强化刺激下，A同学最终成长为一个爱好清洁的成年人，这就是正强化的力量。

正强化是强化疗法中的一个类型，在行为矫正治疗中，强化疗法是一种屡试不爽的方法。强化疗法，又称操作条件疗法，指系统地用强化手段增加适应性行为，减少或者削弱不适应行为的心理治疗方法，是行为主义疗法中的经典疗法。

强化疗法是在操作性学习理论基础上发展出来的，可以分为四种类型：正强化、负强化、正惩罚和负惩罚。正强化即给予一个正面的刺激，让适应性行为保持下去，如老师表扬A同学捡拾纸屑的行为，表扬是正面的刺激，捡垃圾的行为得到了强化；负强化即给予一个负面的刺激，让不良的行为减少或者消失，比如对待有吮吸手指习惯的小朋友，家长或老师可以用指责、批评的方法令其停止吮吸手指。指责、批评是负面刺激，吮吸手指的行为减少是被强化的行为。

与强化相对的是惩罚。正惩罚即施加一个负面刺激，减少不良行为出现的可能。最简单的正惩罚是对随地吐痰者当场进行罚款，吐痰者接受了一个令自己不快的刺激：罚款，从此减少了吐痰行为的发生；和正惩罚相比，负惩罚更加常用，且效果显著。负惩罚即当不适应的行为出现时，停止给予原有的奖励。比如，小朋友未及时完成作业，家长取消他每天看半个小时动画片的权利；或者小朋友对人不礼貌，任性胡闹，老师取消他的小红花或其他荣誉。对于负惩罚，家长和老师深谙其中道理，因为负惩罚方法简单，目的明确，效果显著，即使他们并不懂得"负惩罚"中包含的道理，也会本能地使用负惩罚这一方法。

在行为矫正的治疗中，治疗师会根据具体情况使用强化疗法。和日常生活中家长、老师或者其他人际关系成员随意地使用正强化或负惩罚不同，在针对来访者的治疗中，咨访双方首先要找到不适应行为，然后明确目标，制订计划，按照约定循序渐进地执行，直到达到目的为止。在治疗中，随着具体情况的变化，治疗师和来访者需要协商调整治疗方案。

强迫都是性格的错

查理是一个以行事拘谨、考虑周全出名的人，他永远一板一眼地做事，像机器人一样严格遵守他的个人原则。查理不会一时冲动接下一份合同，也不会欠考虑地得罪一个客户，因为稳扎稳打的工作作风，多年来赢得了业界的名声，打出了自己的天地。不过，查理自己却不如外界评价的那么从容，那么自在。

从5年前开始，查理就在断断续续地看心理医生，他对心理咨询师是这样说的：

从小我就胆子小，最怕我父亲的责罚。每次我什么事情做不好，我爸不是骂我，就是打我，现在想想，我爸肯定有心理问题，也许我是遗传了他的不良基因，现在才会变成这个样子。

我意识到自己不太正常已经很长时间了，小时候只是觉得自己胆子小，不敢大声说话，也不敢主动和陌生人交朋友。后来离家到外地读书，在大学里交了一些朋友，培养了一些兴趣爱好，感觉自己有了一些变化，以前的朋友见到我，都说我变得不一样了，我也感觉自己不一样了，自信了许多，为人处世的能力也增强了很多。

只不过，一些本质的东西并没有变化。这么多年来，我脑子里总是会冒出来乱七八糟的想法，有时候，我自己劝劝自己，自我开导一下，就能好一点；有时候自己劝也没有用，忘也忘不掉，继续思考的话也不会有结果。像我昨天见的那个客户，我思前想后地准备了好多天，怎么接待啊，合同怎么谈，一切都安排妥当了，陪了客户一天，感觉各方面都做得不错，不可控的一些小插曲也处理得不错。可是回到家里，我这脑子里还是一个劲儿地过电影，想的全是白天陪客户的情形，临告别的时候，那客户没跟我握手说再见，我就一直在想，是不是我哪里做得不好，他觉得不太满意？还是说他根本没有诚意合作，一天都在耍我玩儿？想来想去也没有结果，感觉头都要爆炸了。

诚如查理自己所说的那样，他一直有强迫思索、过分紧张的毛病。在一些高难度、富有挑战性的工作面前，他就会习惯性地陷入无止境的担心当中，怕产生糟糕的后果，担心稍有闪失影响了已经安排好的一切，有时候他会自己安慰自己，"没关系的，不要胡思乱想了，不过是自己吓唬自己"，可是自我安慰不见得时时有效。

有一次，查理太太家里的一位长辈生病，查理代替太太去看望，探望结束，回到家里，他仍然忍不住回想，刚刚有没有什么地方做得不好，带的礼物会不会不合老人家的心意，他跟护士问起了老人的近况，不知道老人的儿女会不会多心……因为怕这怕那，查理的生活一直过得很紧张，他总是在自我检讨，不是检讨工作上的表现，就是检讨生活上的大事小情。尽管所有人都夸赞他，认为他已经比大多数人优秀，做得比同龄人更好，他还是一直对自己不满意。

在查理的大脑中，一直有一个声音在帮他"减压"，告诉他"要客观地对待事物，不能凭空猜测"，嘱咐他"保持放松，不要给自己太大压力"，查理的太太也负责扮演减压员的角色，每次遇到生活中的重大事件，都会第一时间先安慰他，生怕他没完没了地折磨自己。为此，查理又对太太充满愧疚，反复思索与太太相处的细节，想自己是不是让太太压力太大，是不是做了让她痛苦的事情。每到这个时候，查理只好找心理咨询师求助。

从查理的表现来看，他是非常典型的强迫思维。强迫思维是焦虑障碍强迫症的表现之一，属于强迫观念的一种。强迫思维、强迫情绪和强迫意向等强迫症的核心症状不如强迫行为、强迫动作那样外显，容易被外人观察到，强迫思维带来的痛苦只有当事人自己知道，相当于自己与自己的斗争。在强迫症初期，尤其是发病时间不长的患者，一般都能觉察到强迫观念的异常，也知道强迫行为、强迫动作是没有必要的，只是他们没有办法摆脱。

强迫观念让像查理这样的患者时不时地与大脑中的观念"作战"，一会儿是闯入头脑的冲动想法，一会儿是对现实问题的过分担心，患者像戴着一副放大镜一般，过分夸大生活中可能存在的危险、不测、意外，担心自己不能把事情做好，担心违反社会伦理或道德规范。一件事如果只有1%搞砸的可能，他们都会产生100%的担心，找出各种借口吓唬自己，责备自己。实际上，他们脑海中的想法是脱离实际，与现实严重不符的。

患病时间长的患者已经搞不清楚哪个是头脑中的想象，哪个是真实的情况，他们陷于强迫与反强迫的冲突当中，为不能控制的强迫动作、强迫行为而懊恼，为无法消除的强迫症状妨碍工作和生活而痛苦。尽管他们知道自己的行动毫无意义，更没有实际价值，却欲罢不能，令他们想要逃离痛苦却无法实现。

研究表明，强迫思维也好，强迫行为也好，在强迫症患者中，具有某种性格特点的人占据更高的比例，比如说，高智商的、具有极强自律性和责任感的人群更容易钻牛角尖，陷入偏执当中。他们不能容忍自己犯错或者失误，也不能忍受杂乱、污秽、缺乏秩序。这样的人做任何事都极度认真、追求完美，但他们行事拘谨、颇为执拗，完全不懂得灵活应变，为此，他们长期处在紧张、焦虑的状态下，甚少有悠然自得的时候。

众多性格特点中，"完美主义"和强迫症契合度最高。与其说强迫症患者追求完美，不如说他们不能承受半点闪失。强迫症患者对自己要求高，对他人要求也高，他们不做无用之事，不把时间浪费在他们认为没有意义的事情上，稍许的闲暇、放任，在他们看来都是对生命的浪费。完美主义不仅体现在做任何事都要达到完美的标准，还在于强迫症患者不能摆脱焦虑的情绪，他们时刻活在焦虑中，一个目标达成，还有下一个目标在等待，而做到最好是他们的终极目标，也是永远不会实现的目标。

完美主义性格的形成和先天遗传与后天教育有关。调查显示，在家教严格的环境下成长起来的孩子更容易出现强迫倾向，成绩优异的尖子生也是强迫症的高发人群，高校中，成绩优异的同学患有强迫症的人数高于成绩平平的同学，这可能和他们从小争强好胜、始终保持优秀的习惯有关。

强迫症患者还有一个特点是永远追求确定。但凡成熟的人都知道，所有事情都是不确定的，现在也好，将来也好，世界充满了各种不确定性。强迫症患者认识不到这一点，他们对百分百的确定孜孜以求，不管是已经做好的工作，还是明明关好的门窗，他们都要反反复复地确定。为了一件微不足道的小事不厌其烦地解释来解释去，重复检查出门前是否关好了门窗、是否锁好了车门，每一次检查都是为了获得百分百的确定。对现实状况超乎寻常的担忧就来自他们与众不同的性格特点。

强迫想先于强迫做

提到强迫症，人们总是想到反复洗手，反复确认门窗是否关好，走在路上数路牌，爬楼梯数台阶……不错，这些都是强迫症典型的症状表现。但是很多人忘记了，外显的行为背后是观念的驱动，强迫症患者之所以会做出异于常人的行为，是因为他们的头脑中存在着异于常人的观念。

自从和胡杨成为室友，林斌就一直在观察他的一举一动。林斌并非有偷窥癖，而是胡杨的诸多行为非常反常。胡杨的朋友把他介绍给林斌时，只说这个人非常爱干净、爱整洁，生活习惯非常好，作为室友再合适不过。和他一起生活了1个月，林斌就发现，胡杨岂止是非常爱干净、爱整洁，简直就是"居家小能手"。不过，他的一些生活习惯让林斌云里雾里，完全摸不着头脑。

胡杨的生活非常规律，每个星期上班5天，早上6点出门，晚上6点进门，如果加班，则推迟到7点30分。星期六和星期天，胡杨会到在城南工作的女朋友那里过周末，周日晚上7点30分准时进门。在晨昏颠倒，每天过得昏天黑地的林斌面前，胡杨简直是怪咖一般的存在。

胡杨喜欢做清洁，每天下班有1个小时的清洁时间，他会把自己的房间、客厅、厨房、卫生间全都收拾一遍，之后才会安心地洗澡、吃水果、看电视。林斌还发现了一个规律，胡杨在摆放鞋子时，一定会把鞋头向外并列紧靠在一起，如果林斌路过，不小心碰坏了他鞋子的"造型"，鞋子有移动或者歪斜，胡杨一定会放下手中的活计，先把鞋子摆放整齐。

更奇怪的是，胡杨完全按照图书馆分类法整理他的书架，有一次，林斌去跟胡杨借小说，等他还回去的时候，胡杨说那书他不要了，送给林斌了。林斌心生疑惑，不过忍不住继续借了第二册和第三册，结果胡杨大方地全部送给他了。林斌觉得自尊心受到了伤害，与胡杨争执了起来，没想到，胡杨却说出了这样一番话：

"我并没有瞧不起你的意思，都是我自己的问题，与你无关。其实我也不是针对你一个人，我的书，连我女朋友都不能碰，倒不是因为别的，就是我心里不舒服。如果别人碰了我的书，我就会想那人手上有没有细菌啊，他洗过手没有——重申一次，我不是针对你一个人，我一直都是这样的——我很宝贝我的书的，不希望它们被脏东西、不明细菌给污染了，而且，万一我被传染了怎么办？我本来就皮肤敏感，很容易过敏，如果染上了细菌……你能想象吗？我一直是这样想的，既然我自己越来越焦虑，又停不下来，还不如干脆不让别人碰我的书，如果别人喜欢的话，我就干脆送出去，回头我再买新的。真的，一直以来我都是这样的，所以你千万不要生气，误会我故意针对你，我没有那个意思。"

听过胡杨的解释，林斌对这个爱干净、爱清洁的人有了进一步的了解。"说简单点，你这个是强迫症啊！"胡杨点头，承认他曾经接受过治疗，但是没有成效，许多年来一直带着这些习惯生活。

强迫症患者的强迫联想和强迫行为是一致的，就像胡杨这种情况，他在见到某一事物或某种情景时，会不自觉地开始联想，如胡杨见到别人碰他的书，他就想到书会被弄脏，会沾染细菌，书携带了细菌，他也会成为受害者……接下来可能涉及他会生病，危害健康或生命之类的。强迫症患者的"脑洞"非常大，而且脑回路奇异，一般人难以想象胡杨这样的"居家小能手"会联想到什么令人无法理解的东西。

基于头脑中的强迫观念，强迫症患者会有两方面的反应。其一是满足强迫观念的需要，因为怕脏而不断洗手，因为怕沾染细菌而把书送人；其二是对抗强迫思维或冲动，按照与头脑所想相反的观念行动。满足强迫观念的需要也好，反其道而行之也好，这些行动与现实的联系都不大，只是强迫症患者受头脑中观念的影响而非做不可。做过之后依旧会紧张、焦虑，同样的不舒服感也会卷土重来，因此，强迫行为更加无法停止。

针对强迫症的治疗，方法有很多种，常用的方法有行为疗法、森田疗法、药物疗法等。用行为疗法治疗的话，可以从两个方面入手，一是让强迫症患者借助各种行为和仪式动作来缓解焦虑，治疗的重点在于减少焦虑的情境，消除不适当的行为；二是对强迫行为带来的后果进行调节，如运用奖罚机制和示范学习等。

行为主义认为，人的所有行为都是习得的，强迫症也是如此。因此，治疗强迫症的首要任务是让患者放松下来。比如胡杨对鞋子摆放位置、姿态的强调，当他因为鞋子位置的改变心生焦虑时，首先不应该去重新摆放鞋子，而是做一下放松训练，整个人放松下来，摆脱焦虑、紧张的状态，是否需要重新摆放鞋子就不再重要了。

紧张、焦虑是强迫症患者最难摆脱的状态，即使是接受系统治疗的患者，他们也会纠结于自己什么时候能把病治好，什么时候能彻底摆脱强迫的状态好好开始生活。其实，患者这样询问也是受到强迫思维的驱动，是对百分百确定的过分要求。他们认为只有彻底和强迫症说再见，才能开始正常的生活。其实，世界上根本不存在完全的健康，也不存在要等到"百分之百健康"再开始生活。

强迫症患者放松下来后，再对其施以适当的治疗技术，治疗效果才会显著。其实，不属于行为主义的森田疗法对强迫症的治疗也有效果，作为一种自我疗法，森田疗法的精髓在于全心全意地行动，"顺其自然，为所当为"。当患者放弃了与症状斗争，内心的抗拒和努力不那么强烈时，真正的治疗才开始。

真强迫还是假强迫

　　每次与别人聊起强迫症的话题，杨晓就会想起多年前接待的一位来访者，那是一个口口声声说自己患上了强迫症的小姑娘。那次会谈给杨晓留下了特别深刻的印象，纵然杨晓从业多年，接待过各式各样、风格独特的来访者，那位来访者还是让她记住多年。

　　那个小姑娘名叫白月明，据她说，她的父母恋爱时双方家长都强烈反对，他们经过了多年苦恋，终于守得云开见月明，所以给她取名叫"月明"。这位月明姑娘是个急性子，嘴巴伶俐，你说一句她能说十句，听她的讲述，宛如听脱口秀，半个钟头都不会冷场。杨晓记得，月明进门的第一句话就是："杨老师，你赶紧救救我吧，如果你不救我，就没有人能救我了，我现在病得很重，非常重，就快要生活不能自理了。杨老师，如果你不肯救我的话，我恐怕要活不过明天了……"

　　杨晓从没见过病入膏肓还能说出这么多话的来访者，稍事安慰，杨晓说："白小姐，你的情绪太激动了，先冷静一下，有什么问题，我们慢慢说，好不好？"

　　"我冷静不下来，真的，我不是故意跟您作对，杨老师，我最近经历太多事儿了，我冷静不下来，如果我自己能冷静，我还到这里来找您干吗呀！

您快给我看看，我是不是真的没救了，我妈都说我没救了，我也不知道自己怎么了，最近就是这副模样，我也控制不了自己……"

杨晓听白月明自说自话地讲了 5 分钟，她见气氛冷淡，逐渐放慢语速，不好意思地说："杨老师，不好意思，我不是故意的。"

杨晓的"冷却疗法"见效，问白月明道："不管你病得多严重，也要冷静下来，慢慢跟我说，你说对不对？我连到底发生了什么事情都没搞清楚，怎么有办法救你呢？"

"好吧，事情是这样的，说来话长，杨老师你慢慢听啊！话说吧，这是两个星期之前的事情了，具体哪天我也不记得了，好像是周末，啊，是周末，我男朋友陪我一起的，他只有周末休息，其他时间他都没有时间陪我……"

见白月明又开始进入兴奋状态，杨晓打断她说："白小姐，请讲重点。"

"对不起，对不起，我这人就是这个毛病，说话总是找不到重点，东一句西一句，想起来什么说什么，没什么逻辑性"，见杨晓黑下脸来，白月明收起嬉皮笑脸，继续道，"啊，重点，重点是吧？我找一下重点啊，重点就是：我买了一条裙子。对，我买了一条裙子，米白色的，确切地说是我男朋友给我买的，我过生日，他送我的生日礼物。这条裙子吧，试穿的时候还挺合适的，可是回到家里，我再试一下，感觉就不一样了，腰身特别窄，我两只胳膊撑起来，后背特别紧，我都担心用力大一些就会撑开。"

"所以说，这条裙子让你痛苦吗？"

"杨老师，你听我说啊，这裙子不是不合适吗，我就去店里换，店员说，米白色的卖完了，只剩下纯白色，你不知道，我最讨厌纯白色了，太扎眼又不禁脏，穿着纯白色的衣服我做什么都不自在。可是没有其他颜色了，店里又不给我退货，勉为其难，我只好选了纯白色。可是纯白色没有 M 号，L 号我穿太大了，店员说，可以到其他店调货，但是要等几天，我犹豫了一下，想着等就等吧，不等的话也没有更好的办法。等了两天，店员打电话对我说调到货了，我提前下班溜到商场去试衣服，看来看去，还是不喜欢纯白色，就和店员说我还是要那件米白色好了，实在不行我就减减肥呗！可是店员说，米白色卖掉了，只剩下深棕色那条有 M 号的。我实在没有办法了，不知道如何选择，坚持要退货，店员用看神经病的眼神看我，估计是不想再和我纠缠下去了，于是同意退货。可是退货的话，需要信用卡持有者签字，那天付款的是我男朋友，我又把他叫出来，帮我退货，本来我不想告诉他的，被他知道的话，我一定会被他骂一顿，果不其然，货退了，我俩大吵了一架。到现在三天了，他还不肯理我。"

听完白月明的描述，杨晓只觉得头大，不知道她是怎么把所有细节都记得那么清楚的，而且说话毫无重点。白月明停了下来，看着杨晓，等待她的反应，杨晓冷冷地问一句："所以说，到底是什么让你觉得自己病得很重呢？"

"我不是病得很重吗，我男朋友说我神经病，难伺候，重度强迫症，再不治的话，就是晚期，他很认真跟我说的，还叫我来看心理医生。"

"你觉得自己有什么不正常的地方？"

"像我这样，很多地方都不正常吧？像这样的事情，我都干过很多次了，好像完美主义强迫症一样，永远为了一件衣服或者一双鞋子把自己折腾得筋疲力尽。我也不想这样，可我控制不了啊。"

"还有其他方面的问题吗，比如说生活上其他方面的强迫？"杨晓看着眼前这位元气满满的少女，实在联想不出她会有任何强迫症状。

"其实我看过很多书了，关于强迫症的，我自己吧，也观察了一下自己，符合的地方还挺多的。比如说，我不能忍受一个没有归类的文档，我的电脑硬盘永远分门别类，整整齐齐，文件夹下有文件夹，文件夹里面还有文件夹，就像俄罗斯套娃一样，一层套一层的。还有还有，我如果喜欢一个歌手，会把他所有歌曲下载下来，然后一首一首地听，还会按照喜欢程度排序。有时候我也不想那么烦，你知道，一个歌手的作品，只有1/10好听，其他的也就那样，可是我永远会强迫自己听完一个人的所有歌曲，不听完我浑身不舒服。"

"在做这些事情时，你有任何痛苦体验吗？比如说，你会不受控制地想这些事情，不付诸行动的话内心特别痛苦，做过了之后还是觉得痛苦？"

"我是很痛苦的呀，比如说我买裙子这件事，换不到我想要的裙子，我就是很痛苦呀！本来我做事情的时候突然插进来一个事情，我就会很烦还很痛苦，好好地买条裙子，活活折腾了我那么久，换作你，你也会觉得痛苦的吧？我走路的时候，如果不能一脚迈一个格子，踩线或者迈了两个格子就浑身难受；书架上的书，如果不能按照高矮排序，我也浑身难受；我还会定期清理各种聊天记录，像是清空 QQ 消息列表啊，删掉手机短信啊，各种客户端的推送信息我也忍不了，不删档我就睡不着觉……"

听完了白月明的"自我介绍"，杨晓终于对她的情况有了些了解，夸张病情的来访者，杨晓不是没有见过，像白月明这种明明健康得很，非要往自己身上安症状，还去和书上的症状对号入座的来访者，杨晓还是第一次见。在会谈剩下最后两分钟时，杨晓说："白小姐，我可以明确地告诉你，你什么事儿都没有，如果你不想把一个歌手的全部歌曲听完，就不要勉强自己了，其他没什么了。如果你有什么需要，欢迎你提前预约，我很乐意帮忙。"

其实，像白月明这样的假强迫症患者非常常见。不管是日常生活中，还是社交网络上，总有人有事没事地乱喊，"不行了，我强迫症都要犯了""强迫症晚期患者，惜命请绕路"……众人都以一种轻松的、调侃的方式谈论强迫症，但真正的强迫症和伪装的强迫症有很大的区别，那些大喊自己是强迫症患者的人，90%都不是真正的强迫症患者，他们的行为奇特了些，至多归类于强迫行为。比如说，一个人在睡觉前一定要把第二天的衣服、需要用的东西准备好；桌子上每一件东西都有固定的位置，一乱就得收拾得整整齐齐，不能忍受片刻的不整洁，否则觉得心烦意乱、毫无头绪，被别人弄乱则会立刻抓狂发飙；等等。这些都只是强迫行为而已，完全够不上强迫症。

说起来，强迫行为没有强迫症那么严重，却也非常普遍。在白领阶层，常见晚睡强迫、迟到强迫和信息强迫。所谓晚睡强迫，即明明到了睡觉时间，或者明明很困了，可还是硬撑着不睡觉，不是玩手机，就是玩平板电脑，总之是不想把眼睛闭上；迟到强迫则是不可避免地经常性迟到，这些人做事非常有规律，按部就班，计算着上班路上需要1个小时，绝对不会提前5分钟出门，一旦路上出现意外情况，100%迟到；信息强迫则是现代人的通病，总是觉得自己手机在响，隔几分钟就要查收一次邮件，这可能和信息爆炸的时代，掌握更多信息的人更具有竞争力相关，对自己要求高的人倾向占有比别人更多的信息。

总体来说，和由强迫观念和强迫行为构成的临床上的强迫症相比，日常生活中的强迫行为不足为怪。即便是正常人也有一些这样或那样的强迫行为，比如数台阶数，记车牌号，出门前查看门窗等。如果一定要区分，正常人的强迫行为比强迫症患者持续时间短，断断续续，有时候有，有时候没有；强迫行为比较轻松，不会发展到影响日常生活和工作的地步；强迫行为不伴随反强迫的心理和行为，即不会在思想上克制强迫的想法或者在行为上克制强迫动作；最重要的一点，强迫行为不会带来痛苦体验，不会损害当事人的社会功能。

所以说，喜欢清洁、习惯反复检查的小伙伴们，大可不必把这些"非如此不可"的行为看得多么重要，更不必和强迫症扯上关系，也不用对照着强迫症的症状让自己对号入座，整天琢磨"这样的我是不是患上强迫症了呢？"

代币矫正不良行为

李冰最近一直为她的女儿元元头疼。元元今年8岁，已经读小学三年级，从元元上小学开始，李冰就为她布置了房间，让她习惯一个人睡觉。可是两年多里，元元睡在她房间的次数屈指可数，即使李冰临睡前把她送回自己房间，讲故事哄她睡着，元元半夜醒来也会跑到父母的房间。

元元小时候，李冰每天都会把她搂在怀里睡觉，老公想要搂一下，她都会舍不得。可是元元在一天天长大，李冰希望她可以慢慢习惯一个人睡觉，不要再像幼儿园那会儿每天黏在她身边。

李冰尝试用哄、骗、劝说的方法让元元回到她自己的床上睡觉，可是始终没有效果。这个小鬼头还学会了跟李冰耍滑头，她假装回到自己床上睡觉，过一会儿又偷偷爬起来，悄无声息地爬到李冰的床上去睡，李冰和老公绞尽脑汁，始终想不出好的办法来。一次，李冰和她的闺密雅莉——一个12岁男孩的母亲谈起这件事，才知道，雅莉几年前就经历过这个阶段，不过，她用一个非常聪明的方法成功让儿子习惯了自己睡。如今，雅莉的儿子完全适应在他自己的房间生活，雅莉如果不打招呼就进他的房间，他还会以侵犯隐私为由提出控诉呢。

回到家里，李冰和老公商量过后，制作了一个简单的表格，表格上注明，如果元元自己睡一天，会得到一朵小红花，如果她自己睡两天，可以获得两朵小红花……5朵小红花加起来，元元可以得到一件她喜欢的小玩具，10朵小红花可以换漫画书一本，30朵小红花可以换芭比娃娃一个……以此类推，如果中间中断一天，则要扣回积累的一朵小红花，中断次数超过3次，取消一天的零食……李冰的老公同意了她的提议，于是，她找来元元，跟她讲解这个表格的意义：

"元元，妈妈跟你定一个协议好不好？你看这个表格，这是妈妈和爸爸一起帮你画的，爸爸妈妈希望你能养成在自己房间睡觉的习惯，这个表格呢，就会帮忙监督你。"看着元元一脸疑惑的样子，李冰解释道："如果你一天晚上没有跑来爸爸妈妈的房间，第二天早上，我就会在这里贴上一朵小红花，小红花可以累积，累积多了，妈妈陪你去买玩具、漫画书，你不是一直想要芭比娃娃吗，你乖乖听话，一个月之后，妈妈就给你买芭比娃娃。"

元元似懂非懂地被李冰送回了她自己的房间，第二天早上，元元在快天亮的时候跑到了李冰的房间，念在元元是第一次，李冰还是给她贴上了一朵小红花。小红花贴上之后，元元显得兴奋多了，临上学之前，跟李冰说，她还要得到更多的小红花。第二天、第三天，元元都得到了小红花的奖励，她看起来很高兴，还坚持自己把小红花贴上去。坚持了一个星期后，李冰给元元买了一套她很喜欢的积木玩具，元元拿到礼物后非常开心，跟李冰保证说她会坚持一个人睡觉。

从此之后，元元每天都能得到小红花，李冰也如约定那般，给她买回了漫画书、芭比娃娃等奖品，两个月后，元元已经完全习惯一个人睡觉，睡前不需要李冰的嘱咐，她洗漱完毕跟李冰道晚安，自觉地回自己房间睡觉。

代币是一种行为治疗方法，是行为矫正技术中的一种具体措施，用象征钱币、奖状、奖品等标记物作为奖励手段来强化良好行为，简单来说，就是斯金纳的操作条件反射理论在实际治疗中的应用。在条件强化的基础上，通过建立一种奖励系统，在儿童做出预期行为时马上给予奖励，儿童行为得到强化，从而使儿童形成良好的行为习惯，控制不良行为。

代币可以由记分卡、筹码和证券等充当，它具有与现实中的"钱币"一样的功能，可以换取奖励物品或儿童喜欢的娱乐活动，因而具有强化的作用。把代币作为强化物，它不受时间、空间的限制，使用方便，可以连续强化，只要儿童出现预期行为，马上给予强化；在儿童出现不良行为时，扣回代币，相当于同时发挥了正强化和负强化的作用，会产生双重强化的效果。

在实际应用上，代币制可以用来矫正各年龄段儿童、青少年的不良行为，也可以用来治疗精神病患者、弱智儿童。在矫正儿童不良行为方面，代币效果非常明显，一方面，得益于代币制这一特殊的强化形式，另一方面，由于儿童的行为习惯没有定型，系统运用代币制，可以比较成功地塑造儿童行为。

代币制的治疗需要遵从一定的步骤。首先，应该确定代币，即用什么作为代币。对于儿童来说，可以用红色五角星，用小红花，用自制的积分券。以红色五角星为例，需要制作出大中小不同尺寸的五角星，每个五角星后面编上序号，一方面便于区分奖励等级，另一方面便于发放。

根据儿童的不同行为表现发放不同等级的五角星，比如说，贪恋玩电脑游戏的儿童，和他约定，每次打游戏的时间缩短 5 分钟，可以得到小五角星一枚，积累 5 颗五角星可以换取去公园游玩一次或者周末多看一个小时的电视。具体情况需要治疗师或者家长与儿童共同商议，达成协议，彼此监督，严格遵守。制定的规则需要具有梯度性，循序渐进地规范儿童行为，按照次序给予奖励。

代币交换的条件需要根据预期行为来拟定，最好是制定一个合理的代币交换系统，使得预期行为与获得代币之间建立明确的关系，家长与儿童之间相当于订立一份契约，彼此约定义务与责任，然后按照契约履行。比如规范一个生性散漫、不能集中注意力投入学习的二年级男生，可以从他是否遵守纪律、是否按时完成作业、能否在语文作业的批改中获得良好以上的成绩等诸多方面约定，如果上课姿态端正，认真听讲，不做小动作，不随便插嘴，可以获得一枚小五角星；按时完成作业，书写端正，可以再获得一枚小五角星。每一枚五角星带来的是显而易见的报酬，当然，事先确定好代币价值表也非常必要。

比如，儿童可以选择买他喜欢吃的食物，放学后多玩半个小时，睡觉前看动画片，周末到同学家里玩耍等，每一项报酬都需要确定与代币之间的换算方法，比如积累 5 个小五角星可以购买喜欢吃的食物一次，积累 10 个小五角星可以多看一个小时动画片，积累 50 个小五角星可以外出旅行一次。当然，代币制不能完全变成奖赏报酬的模式，儿童只要有进步就要及时强化，口头上的表扬也非常必要，如果能与表现出色的同学结成对子，提高儿童主动改善不良行为的积极性，治疗效果会更好。

第三章

忧你所忧：来访者中心疗法

治疗师的真诚态度

在咨询室里，王丹带着挫败和绝望的心情对她的咨询师胡老师大吐苦水。虽然心情沉闷，但王丹参与探索的热情不减，胡老师感受到有一股非同寻常的力量，推着她往前走，尽管她自己模糊又迷茫，仿佛陷入沼泽之中，越挣扎陷得越深。在前三次会谈中，很明显，王丹已经开始感觉到看似枯燥无味的探索中的乐趣。

王丹的主诉是她觉得活着没有意义，生活中的一切令她觉得虚无、绝望。可是，令她烦恼的基本都是日常琐事，家长里短。王丹说，她三十多年的生活从来不是自主的，"别人家的孩子"都去读书了，她也跟着读书；读过二十多年书，别人家的孩子都结婚了，她在父母催促下也匆匆忙忙结了婚；结婚之后的生活一成不变，每天买菜、做饭、做家务，孩子大一点了，接送孩子上学、放学。时间匆匆，一晃八年过去，孩子大了，她也老了，父母公婆更老了，生病的生病，衰老的衰老，她每天忙里忙外地伺候老人家。一天天周而复始，她觉得自己活得没有自我，完全不知道这辈子是为了什么。

更可怕的是，王丹的生活除了家常就是家常，不是和丈夫的哥哥、嫂子争家产，就是娘家填不完的无底洞，多年来，她在婆婆眼中是爱慕虚荣的女人，因为爱钱、好享受才嫁给年长她近二十岁的老公。所以，王丹不管如何证明自己，始终得不到婆婆的喜欢，她和婆婆的关系也变成了猫和老鼠的痴缠恶斗。

没想到的是，王丹和她老公前脚送走了突发脑溢血的公公，没过多久就送走了与她斗了十多年的婆婆。婆婆这一走，王丹对人生虚无之感更加强烈，她一下子丧失了生活的斗志，如果说，她十多年来的大多数精力都放在与婆婆的斗争上，婆婆去世后，她突然觉得活着没有意义。每天重复的生活，不是为了孩子，就是为了老公，她没有一点自由，更没有独立空间。曾经她也是一个有梦想、有追求的女孩，不知道从何时开始，她的生活充满了平庸、死板，丧失了活力，除了把人生理想寄托在下一代身上，再无更大的追求，回头一想，让孩子担负她的人生，难免又残忍了一些。思来想去，她更加觉得自己活着没有意义，还不如死掉算了。

胡老师从王丹的表现中看得出来，她陷入了一种剪不断理还乱的情绪中，各种各样的琐事缠绕着生活，但是困扰她的唯一问题就是她不知道自己的真正感觉，在成长过程中，她从未看到过真正的自己。出于外在或内在的原因，她屈从于外在环境，受他人的影响，忘记了生活是自己的，应该用自己的意志做决定。可是每到重要的人生关口，王丹都忽略了自我意志，违背真实内心，长时间里，她用"我就是这样的人，这就是最适合我的生活""没有人比我父母更爱我，他们为我选的一定不会错"等借口安慰自己，以求获得心理平衡，可是，问题一直都在。

像王丹这种情况并不难处理，她对生活意义的虚无解读来自她不能与他人建立亲密的关系。虽然她和她的丈夫一起生活了十多年，但却从未尝试与对方进行情感上的深入交流，他们的日子是你过你的，我过我的，彼此是一家人，又像陌生人一般冰冷。这让王丹的情感处在了停滞的阶段，在孩子逐渐长大，成为一个独立的人，拥有更广阔的情感联结时，与王丹的感情联系被分化了。虽然说她多年里与婆婆"斗争"，但那不失为一种深刻的、深入的情感联系，所以她才会在婆婆去世后那么失落，宛如生活失去了目标，生命不再有意义。

人生活在社会里，就是生活在人与人的情感关系中，一个健康人，他生活中的亲密关系体验非常重要。心理学的临床实践也证明，心理治疗的目的之一是让来访者大胆地接纳他人的积极情感，而不是仅用语言表达关切。胡老师与王丹的会谈进行到第十次时，她开始不再沉迷于繁杂的生活琐事中，而是与胡老师一起探索，积极地表达自己，到第二十次会谈时，王丹的情绪状态和行为有了很大的改变，她和老公、父母以及兄嫂的关系也改善了很多，即使谈起生活上沉重的事情，她也不会一副承受不了、支撑不住的姿态。更重要的是，她不再有人生虚无的念头，心情慢慢好了起来。

结束会谈后，胡老师收到了一封来自王丹的感谢信：

"亲爱的胡老师：

您好，好久不见，近来可好？

我最近状态很好，很高兴，也很开心，看着心胸逐渐打开的自己，别提我有多庆幸了，庆幸遇到了胡老师您，是您救了我，救了我一家人的幸福。这两个月来，我没有继续猜忌哥哥嫂子，多疑也少了，我在努力做一个阳光的人，照亮身边的黑暗。

就像您说的那样，心简单，世界就简单了。现在我把这句话当作座右铭，贴在家里每天看着，这是我努力的方向，也是我的人生目标。您留给我的作业，我还坚持在做，虽然咨询结束了，但是习惯留了下来，我很开心每天可以记录自己的心情和感受。对我来说，它已经不再是一项任务，而是真心接受的东西，它变成了我生活的一部分。

不管今天发生了什么，明天太阳照常升起。过去的一切都会成为过眼云烟，不需要锱铢必较，简简单单地生活，这就是我想要的生活。最后，还是要感谢胡老师和咨询中心的所有老师，感谢你们的热心和帮助，我一定会变得更好，相信我。"

在来访者中心疗法的治疗中，总会出现如王丹这类奇妙的案例。心理咨询师看似没有做什么，来访者却发生了巨大的变化，其中的能量传递近乎不可思议。究其原因，是咨询师以真诚的、开放的态度面对来访者，不管来访者的情绪反应是积极的还是消极的，只要咨询开始，咨询师就以接受、尊重的态度对待来访者，尤其当来访者严重低估自己，怀疑人生时，积极的、无条件的接纳会让他们感受到他人的支持和鼓励，更能重振信心、勇敢而积极地生活下去。

来访者中心疗法的创立者罗杰斯认为，在人类生活中，人际关系至关重要。一个人不管走到哪里，不可避免地要生活在人际关系之中，只有拥有良好的人际关系，心理异常才有更大的概率避免。对于心理咨询师来说，解决人际关系困境的关键不在于他人，而在于来访者本身，一个不受大多数同事喜欢的人需要改变的是自己，不是他的同事。一个对自己评价过低、陷入思维困境的人也一样，咨询师需要引导他将注意力放在自我身上，重新认识自我，体验到自身的力量，然后才能改善其他方面的问题，比如情感联系的断裂。

无条件接纳与关怀

　　来访者中心疗法是人本主义心理学理论的重要疗法，人本主义兴起于20世纪60年代，是不同于精神分析、行为主义的新型心理学理论。人本主义心理学不像行为主义那样从大学实验室发端，这一学派的学者从实践中总结经验，提出具有实践意义的观点。人本主义心理学有不同的理论，包括来访者中心疗法、存在主义疗法、完形疗法等不同的治疗理念，其中来访者中心疗法影响最大。

　　"来访者中心疗法"的提出者是卡尔·罗杰斯，一位出身宗教家庭的心理学家。罗杰斯的父母都是虔诚的教徒，幼年的罗杰斯并未对心理学产生兴趣，反而钟情于科学和农艺。进入威斯康星大学后，罗杰斯主修的专业是农业，后来转学历史，受到家庭环境影响，他的志向是从事宗教工作。

　　在接触具体的教条后，罗杰斯开始怀疑自己的信仰，并考虑改变自己的职业方向。22岁时，罗杰斯结婚生子，成为两个孩子的父亲，这时候，他还没有找到"心理学"这个为之终生奋斗的事业。在纽约的"联合神学院"读研究生期间，罗杰斯经常去哥伦比亚大学旁听心理学课程，因为对心理学的热忱，罗杰斯最终离开了牧师道路，尽管父母反对，他还是前往哥伦比亚大学，开始正式学习心理学。

罗杰斯的"来访者中心"疗法是他从实际工作中总结出来的。从1928年起，罗杰斯在纽约的"罗切斯特禁止虐待儿童协会"工作，工作对象是儿童。后来，他出版了《问题儿童的临床治疗》，在这本书中，罗杰斯对传统的指导疗法提出怀疑，在1942年出版的《咨询和心理治疗：新近的概念和实践》一书中，罗杰斯不仅质疑传统，还提出了不同于以往心理学流派的治疗理念，其中最重要的便是"来访者中心疗法"。这一阶段属于"非指导治疗"阶段，是罗杰斯的探索阶段。

1951年，罗杰斯出版《当事人中心治疗：实践、运用和理论》一书，从这一年一直到20世纪60年代中期，罗杰斯进入"来访者中心疗法"阶段，即所谓罗杰斯的理论发展中期。罗杰斯认为，只有来访者充分认识自己，依靠自己来指导治疗，才能取得良好的治疗效果。在这之后，罗杰斯的理论进一步综合伦理学、哲学的观点，思考"以人为中心"的治疗思想，关注对人的重视、尊重、理解和接纳。

在罗杰斯看来，每个人都有优点，也有缺陷和不足，重要的是，每个人都有发现自身不足并加以改进的能力，心理病态或者适应困难是因为人的自身体验受到了闭塞，或者自身体验的一致性丧失、被压抑、发生冲突，人的成长潜力受到削弱或阻碍。如果创造一个良好的环境，让人的潜力得以发挥，能够和别人正常交往、沟通，适应不良的行为就会得到改善。

所以，人本主义心理咨询的目的不在于以操纵的方式改变来访者，而是让来访者自省，让来访者看到真实的自己，充分发挥自身潜能。在治疗中，他强调建立以真诚、尊重和理解为基础的咨访关系，一旦咨访关系良性运转，个人的自我治疗就会发挥效用。因此，心理咨询师在接触来访者之初，就应该与其建立平等、尊重的关系，让来访者而不是咨询师处在主动的地位。

来访者中心疗法有一条重要原则，即无条件地积极关注。所谓无条件地积极关注，即把来访者当作一个独立的、能够自主的人给予关怀和接纳，所以，咨询师要支持来访者、尊重来访者，对他们的自我指导能力给予肯定，鼓励来访者发展自己的潜力，而且，咨询师要乐于接受来访者的情感，包括各种各样的猝不及防的情感，做到真诚、透明地接纳。

下面是罗杰斯与一位在心理工作坊中接触到的来访者之间的对话节选，对方是一位 35 岁的女性。我们可以从他与来访者之间的对话、交流中感受他对"来访者中心疗法"的熟练运用。

来访者："我有两个问题。第一个，对婚姻和子女的恐惧；第二个，对个人年龄陡增的恐惧。未来真难应付，我感到诚惶诚恐。"

罗杰斯："那就是你的两大难题。我不知道，你想先谈哪一个呢？"

来访者："好吧，还是先谈我的年龄问题。"

罗杰斯："那你先告诉我一下，你为什么怕老？你老了又如何？"

来访者："我感到很恐惧！我已经是 35 岁的人了，很快就要 40 岁了！为什么这样怕，我也难以解释。左思右想，不能解脱，我好想逃之天天算了。"

罗杰斯："看来，你真的怕得要命，那也够你受的了。"

来访者："是的，我对自己失去了信心。那是 1 年半以前的事，啊，2 年以前的事了。那时我突然感到，老天爷，我怎么会有这种感觉呢？真是倒霉透了！"

罗杰斯："直到 1 年半之前，你才有那种强烈的感受。有没有什么特殊事情引发了你的不安呢？"

来访者："真的，我也想不起来了！我母亲死得很早，那年她不过 50 岁，她在很多方面显露过才华，我想，这或许有点关系，我也不太清楚。"

罗杰斯："你好像感到由于你母亲早逝，你也可能不久于人世了！"

来访者："回忆我母亲的一生，她虽然有很多才能，但不幸的是她终究成了苦命人，这世界欠她太多了，我不想也落得她的命运，而事实上我也没有。我的生命相当多彩，有欢乐的日子，也有悲伤的岁月，我学到了很多，而且也相信还有很多等着我去学。但是，我实际上感受的却已是我母亲曾经感受过的。"

罗杰斯："你可能在恐惧地想：从前在我母亲身上发生的，现在也发生在我身上了！也许，我也会一事无成吧！"

这只是一段访谈的很小一部分，但是可以看到罗杰斯在谈话技巧上没有扮演操纵者或支配者的角色，他没有指责、评论，没有过多干涉，更没有提带有威胁性的问题。相反，他鼓励来访者直抒己见，营造一种充满温暖和信任的气氛，让来访者尽可能地放松，敞开自我。当来访者说出个人经验并且尝试解释时，她意识到这个被她无意识挑选出来的人生经验并非没有意义，罗杰斯的反应也说明那段记忆已经进入来访者的内心世界，甚至比她描述的还要深入。接下来的会谈会很容易进行，困扰来访者的并不是她对婚姻和子女的恐惧或者对年龄增长的恐惧，而是她和母亲之间的关系。

准确地运用同理心

一场家庭大战后，柳青儿赌气之下跟老公乔鸿提出了离婚，去民政局办手续，却被一位办事阿姨劝到了婚姻心理咨询中心。柳青儿兴致索然，乔鸿却颇感兴趣，两人简单说明了情况，咨询师建议他们与其互相指责，不如参与咨询，找找这场婚姻的毛病，或许未来还有希望，不至于闹到离婚的地步。

咨询师请乔鸿在外面等待，先和柳青儿聊了起来。柳青儿牙尖嘴利，见乔鸿出门就开始指责起来，从口气、表情中看得出来，她对这位腼腆害羞的老公有一千个一万个不满意。咨询师为她倒了一杯水，听她慢慢道来，柳青儿讲到兴起，提起前几日他们吵架的缘起。

"我在私企工作，忙的时候恨不得生出来八只手，谈客户嘛，总有通情达理的人，也有难伺候的人，做了五六年了，我也习惯了，要不是为了我儿子能进私立小学，我犯得着这么辛苦吗？可是老乔一点都不体谅我，不管我累成什么样，他都忙他自己的事情，我不出声，他绝不会安慰一句，我一喊累，他就跟我吵架，你说这日子还有得过吗？就上个星期五，我一个下午谈了三批客户，累得我脑袋'嗡嗡'直响，回到家里，我跟老乔说，下午那个女的，挑三拣四烦死了，不懂装懂，当我是初出茅庐、不懂行情的小毛孩儿呢！老乔就在那儿说，别跟那种人生气，犯不上，咱不伺候她还不行吗？要不然就让我换一份工作，他又不是不知道，现在找 份薪水高、福利好的工作多难啊！他倒好，天天往办公室一坐，端着铁饭碗，不用出力不用费事，就知道说风凉话，我说他两句，他就跟我急！胡老师你说，哪个女人不想找一个知冷知热的男人过日子，可他就像个木头一样，我心里想什么，他根本不懂。我说离婚，他就跟我去民政局，一天天就只知道惹我生气，我跟他过还有什么意思……"

听过柳青儿连珠炮式地吐苦水，咨询师大概知道他们之间的问题出在哪里了。请柳青儿出去后，乔鸿走进咨询室来，和柳青儿火冒三丈的暴躁状态不同，老乔显得非常平静，平静中带有无奈，见他没有什么倾诉的愿望，咨询师调侃一句道："你还不知道吧，你媳妇儿告了你至少十宗罪。"

"柳青儿这人吧，什么都好，就是不知道知足，到哪里找像我这么有责任心又对她死心塌地的男人。"

"看得出来，你们感情还不错，可是为什么经常吵架呢？"

"她找碴儿呗！一工作辛苦就回家找我的毛病，我说什么她都不爱听，没说两句就跟我吵，我能有什么办法。"

"那你想说说你媳妇儿都有什么毛病吗？"

"没有没有，我敢说她的不是吗？就这样还要闹离婚呢！"

"那你自己呢，有没有值得检讨的地方？"

"我……我觉我已经做得够好了，生活上我处处让着她，她加班的时候，我去幼儿园接孩子、买菜、做饭、做家务，她累了、烦了，我还要帮她处理情绪问题。除了事业发展不如她，薪水没有她高，她还对我有什么不满意呢？"

"的确，像你这样的男人完全可以入选'中国好老公'了，可是我注意到一个问题，你说你帮柳青儿处理情绪问题，这话怎么讲？"

"就像上次啊，她又遇到奇葩客户了，被一个女的气得够呛，我看她那么累就安慰安慰她，叫她不要再和那种人生气了嘛，有什么意义呢？别看我工作没有她那么忙、那么累，没事找事儿的人我见多了，谁像她一样较真儿，气成那个样子，最后破坏心情，伤害身体，到头来还是自己吃亏。"

"那你有没有想过，其实你不必给她那么多意见，你端上一杯水可能比拿出 10 条建议更有效果？"

"什么意思？"

很显然，柳青儿和乔鸿之间并没有任何感情问题或生活上的问题，只是简单的沟通问题，闹到离婚不过是一时冲动，气话罢了。从柳青儿的叙述中可以看出，她和乔鸿二人的沟通方式很糟糕，一个是只想吐吐苦水的妻子，一个却是一心想要帮助妻子解决问题的丈夫，两个人的沟通诉求不同，鸡同鸭讲，加上柳青儿的急脾气，所以才会一开口就吵架。如果乔鸿更善于运用同理心原则，或许他们之间的对话就变成了这样：

柳青儿："哎呀，累死我了，你是没看见下午那批客户，一个比一个麻烦，挑三拣四烦死人，搞到下班时间都过了，还不肯点头签合同，害我正好赶上晚高峰。"

乔鸿："这大热的天，谈一下午谁受得了啊！我做了绿豆汤，冰镇的，你尝尝？又消火，又消暑，喝完你就不生气了。"

柳青儿："是吗？那你拿来我尝尝。"

乔鸿："我的手艺你还不信，儿子喝掉了一碗，现在在屋里写作业呢。"

柳青儿："儿子今天这么早回来，又是你去接的吧？"

乔鸿："我下班早，就接他回来了，其他小朋友都回家了，剩他一个人在那坐着，多孤单啊。"

……

他们之间的对话可能由工作的烦恼转向探讨儿子的学业或者绿豆汤的做法，或者其他家长里短的闲话。从一场电光火石的激烈沟通到充满理解和温馨的对话，可以看出同理心在交流中起的重要作用。满肚子火气的妻子得到了理解和支持，丈夫对家庭的付出也有机会展现出来，工作上的烦恼、生活上的烦心事都在同理心的作用下得到了化解。

像柳青儿和乔鸿这种现象在父母和儿女之间的亲子互动上出现频率更高，父母永远在出主意、提建议，帮忙解决问题，实际上，孩子成长到一定年龄后拥有主见，不再需要父母的建议，他们只是想宣泄情绪，希望得到家人的理解和支持。由于两方各自固守属于自己的参照系，使得父母与子女之间的沟通变得僵硬、停滞，乃至爆发矛盾。

同理心是罗杰斯提出的一个概念，同理心又叫作换位思考、神入、共情，主要指站在对方立场上设身处地思考问题的一种方式。在人际交往过程中，同理心让人能够体会他人的情绪和想法，理解他人的立场和感受，并站在他人的角度思考和处理问题。同理心的主要体现是情绪自控、换位思考、倾听能力以及表达尊重等与情商相关的方面。

同理心是一个非常简单的道理，其内涵和孔子倡导的"己所不欲，勿施于人"有些相似之处。具有同理心的人能够推己及人，理解他人，换位思考，站在他人的角度思考和处理问题。同理心不同于同情心，同情心指的是一种悲天悯人的情怀，对他人的遭遇给予理解和帮助，同理心比同情心更深入一层，它需要具有换位思考的能力，能站在对方的立场上思考问题。

举个例子，当我们看见一个衣衫褴褛的行乞者，同情心让我们伸出援手，给予他一定的金钱或物质帮助，同理心则让我们对他的境遇有所感触，以一种不损害对方尊严的方式实行帮助。即使是一位行乞者，也是一个有尊严的人，他可能因为这样或者那样的原因沦落到行乞的境地，帮助并非以善良的名义侵犯他人的人格价值和尊严，而是给予同等的尊重。

在心理咨询中，同理心是每一位心理咨询师需要具备的能力。有了同理心，咨询师可以体会别人的内心世界，深入对方内心去体会其情感、思维活动，如同演员扮演角色一般，一流的演员不是靠演技演，而是尽可能让自己变成角色。咨询师不仅要能进入角色，还要能从角色中抽离出来，以中立的立场扮演"观众"。最后，也是最重要的一步，咨询师要把自己体验到的情绪传达给来访者，形成影响并获得反馈。一次会谈中，如果咨询师缺乏同理心，不具备共情的能力，对来访者和整场咨询的影响立刻会显露出来。首先，来访者会受到伤害，进而对咨询师感到失望，不用说来访者的自我探索、主动思考，这样的咨询根本就是失败的咨询。

即使不是在心理咨询中的人际关系，生活中的方方面面都需要同理心。对待家人也好、朋友也好，即使是竞争对手甚至敌人都要有一份同理心，真正了解别人的感受，在同理心的基础上，接纳、认同、理解、尊重、体谅才会发生，在人际交往中就会有满足感和愉悦感。反之，如果每个人都只关心自己的利益，关注自身感受，以自我为中心，忽略他人的感受和需求，人与人之间的关系会变得越来越淡漠，越来越疏远。

适当的自我暴露

"自我暴露"一词是由人本主义心理学家西尼·朱拉德于 1958 年提出的，他在《透明的自我》一书中将"自我暴露"定义为：告诉另外一个人关于自己的信息，真诚地与他人分享自己个人的、秘密的想法和感受的过程。心理咨询中的自我暴露，既包括来访者的自我暴露，也包括咨询师的自我暴露，许多研究证明，一次成功的心理治疗是来访者的自我暴露与咨询师的自我暴露彼此交互作用的过程。

心理咨询师杨苏接待过一位中年丧子的来访者。

45 岁的战宏仁一夜之间失去了 18 岁的儿子，他痛不欲生，直呼他的儿子不是死于自杀，而是他杀。尽管警方已经给出明确的死亡证明，战宏仁依然一口咬定，他儿子自小怕高，即使自杀也不会采用跳楼的方法，一定是有人将他儿子从天台推了下去。战宏仁的妻子担心他自此陷入疯狂，赶紧把他带到了心理咨询中心。

第一次会谈，战宏仁的妻子陪他一起，通过与他交谈，杨苏逐渐了解了他和他儿子。战宏仁结过两次婚，儿子是他和前妻生的，前妻在孩子不到 3 岁时跟一位做生意的韩国人私奔，一年后，战宏仁与现任妻子相识，不久结婚，生有一个女儿。

战宏仁的儿子自幼桀骜不驯，难以管教，与战宏仁的妻子、小女儿的关系也非常糟糕。进了中学之后，他与战宏仁的关系越发紧张。由于儿子的功课很差，战宏仁不止一次被学校的老师叫去谈话，谈话结束，战宏仁气愤至极，总会动手打他儿子一顿。出事之前，战宏仁一如既往地动手打人，把家里的塑料板凳摔坏了两个，打得他儿子摔门逃掉，自此消失不见。

战宏仁的儿子不是第一次离家出走，但是有一个规律，他离家一般不会超过3天，身上的钱花光了，自己就回家了。战宏仁在家里等了4天，仍然不见儿子回家的身影。他报警后不久，被警方告知有人在市体院馆的2楼平台上发现了一位男学生的尸体，战宏仁一辨认，发现竟然是自己的儿子，而且已经死亡多时。

在与杨苏的交谈中，战宏仁一再强调："我儿子是不会自杀的，别看他脾气很臭，但他从小怕高，根本不敢站在天台上，一定是有人杀死了他。"关于自杀还是他杀，战宏仁显得非常执着。他还在纠结要不要解剖尸体，进一步查证死因的问题。在杨苏看来，令战宏仁痛苦的并非他儿子是死于自杀还是他杀，而是他无法接受儿子已经死亡这一残酷的现实。

见战宏仁情绪逐渐平静下来，杨苏说："战先生，我知道你为失去孩子感到痛苦、懊悔、自责，这种痛苦我能理解。"

"胡说！你怎么可能理解我的心情，那是我的儿子，我养了他十八年啊！"战宏仁的情绪突然激动起来。

"其实，我也有过一样的经历。"杨苏从未对外人提起过她这段伤心的往事。"我失去过一个孩子，那是在七年前，我儿子只有4岁半时，因为校车出了事故，连人带车掉入了大桥底下，我儿子和他的同学，还有司机师傅，一起丧生江底。我想，战先生此刻的心情一定和当初的我一样！"

听过杨苏的故事，战宏仁一改进门时的暴怒和激动，诚恳地说了一句："刚才对不起，我不知道你也有这样的经历……"

在帮助战宏仁整理过思绪后，杨苏告诉他自己能做的事就是帮助他面对儿子的死亡，尽快帮他从丧子的悲痛中走出来，至于他儿子是自杀还是他杀，尸体应该解剖还是尽快火化，这些并非杨苏的服务范围，她也无能为力。动之以情，晓之以理，战宏仁平静了许多，也沉默了许久。杨苏发现，这位来访者并非不明事理之人，而是一个被残酷现实打击得晕头转向的父亲。

对咨询师来说，自我暴露有助于与来访者建立相互信任的咨访关系。心理咨询要求来访者最大限度地自我暴露，可是，在实际的咨询过程中，由于这样或那样的原因，总会出现阻抗，使得来访者无意识地自我保护。在这种情况下，若咨询师选择了自我暴露，向来访者提供与他们自己有关的信息，来访者会感到信任和温暖，咨访关系会比缺乏咨询师自我暴露的咨询过程更顺畅，治疗效果更明显。如心理学家理查德·拉扎勒斯所说，治疗者的言语性的自我暴露具有开辟治疗的交流渠道的功效。

有研究表明，咨询师的自我暴露令来访者产生了更大的参与会谈的兴趣，而且，自我暴露后，来访者觉得咨询师更有魅力，更像是一个有感情、有温度的人，而不是冷冰冰的专业治疗师。作为心理咨询中一项具有极大影响力的技术，不少咨询师把自我暴露作为强化来访者行为的手段，当他们希望进一步加深咨访关系或者打破阻抗时，便会采用适当的自我暴露的方法。

自我暴露有两种形式，其一是表明对来访者谈及的问题的体验，其二是告诉来访者有关自己的情绪体验、真实经历等。第一种形式的自我暴露在心理咨询中出现的频率非常高，比如，咨询师对一位康复中的社交恐怖症患者说："我很高兴，这一次你不需要妈妈陪着，自己就能找到这里。"自我暴露表明了咨询师的态度，也是对来访者行为、情绪、言语等方面所发生变化的反馈。

咨询师的自我暴露并非永远是积极的信息，有时候，消极信息也很有必要，比如，对于一位自行中断治疗作业的强迫症患者，咨询师可以直截了当地说："我对你的表现很失望，这么长时间以来，这是你第一次放弃咨询作业。"当然，咨询师传递负面信息的目的不在于发泄情绪，而是为了来访者进一步的自我暴露。在表达失望之后，咨询师可以说："我想你这么做一定是有原因的。如果你愿意，我想听听你的解释。"如此一来，咨询师让会谈可以进行下去，顺利的话，还可能往更深入的方向发展。

第二种自我暴露则更多关乎咨询师的个人隐私。在来访者自我暴露的基础上，咨询师与来访者讨论有关自己的过去经验，比如，来访者说起他经历过的恐怖事件，咨询师表达赞同，并且表明自己也有过类似的体验，以最简明扼要的表述和来访者实现共鸣。关于个人经验的自我暴露也包括积极信息和消极信息，积极的信息如"我也有过那种快乐的感觉，恨不得全世界跟我一样开心起来"，消极信息如"我明白你的意思，那的确是需要咬紧后槽牙才能挺过去的日子"。

咨询师的自我暴露并非为了与来访者闲聊家常，而是有着非常明确的目的。一方面，咨询师暴露自己的情绪、个人经验以鼓励来访者进一步吐露与探讨问题。在咨询师的协助下，来访者逐渐把注意力集中在对问题关键部分的探讨上；另一方面，协助来访者从咨询师身上得到启示，增强自我认识、自我接纳。

鉴于咨询师自我暴露的功能性，在表明态度或讲述个人经验时，咨询师应该张弛有度，不能讲得冗长、详细，偏离"来访者中心"的咨询原则。

而且，咨询师过多地进行自我暴露，会让自己失掉最开始的权威性。此外，每一次会谈时间有限，咨询师说得太多，使得会谈中来访者自述的时间变少，不仅转移了会谈的中心话题，而且转移了中心人物。咨询师在自我暴露之后仍然要以开放性的问题将话题转移到来访者身上，不能让自己的"倾诉"意图不断强化，从而越来越多地谈论自己的过去、思想和言行。

价值中立的思考

　　"价值中立"是罗杰斯人本主义心理学的观点，在以来访者为中心的基础上，咨询师尽可能地站在中立的位置，不判断、不指导、不主动，只接受和肯定，引导来访者激发内部力量，在主观努力之下促进成长。在这一过程中，咨询师是伙伴，而非导师，咨询师与来访者是平等的关系。

　　罗杰斯强调"价值中立"自然有他的道理。首先，坚持价值中立能够建立良好的咨访关系。在心理咨询过程中，良好的咨访关系是咨询得以进行下去、来访者发生变化的原动力，如果来访者和咨询师在价值观方面发生争执，来访者拒绝咨询师的治疗或者咨询师不愿意接纳来访者，咨询就会停止。为了让咨询延续下去，咨询师应当保持价值中立。

　　况且，价值观判断本身就是相对的，每一种价值观都有其存在的意义，来访者和咨询师因为文化背景、个人性格的不同，出现价值观的分歧很正常，咨询师没有资格以自己赞同的价值观影响来访者，要求来访者做出改变。来访者中心疗法本身就是主张以人为本的，每个人都有自由选择的权利，当然也拥有自由选择价值观的权利，不应该受他人的控制和干预，因此，咨询师不应该在这方面干预来访者。

　　另外，"价值中立"可以消除来访者对咨询师的心理依赖。由于身份的差异，一个是来访者，一个是咨询师，不管咨询师的水平如何，始终是一个权威的形象，来访者在咨询师面前如同患者面对医生一般，希望得到指点和拯救。这时候，如果咨询师进行价值干预，以咨询师的个人意志干涉来访者的个人意志，更加强化了咨询师的权威形象，使得来访者对咨询师言听计从，将全部希望寄托于咨询师。这样一来，二者的关系不再是平等的，而是一高一低，在权威之下，来访者会完全依赖咨询师，没有机会发挥自身潜力。

当然，这些原则都是理论上的要求，罗杰斯一再强调，心理成长和自我实现都是有价值的，咨询师应该以陪同的身份让来访者获得心理成长，最终达到自我实现。他的"价值中立"并非让咨询师完全放弃价值判断，只是让咨询师将价值观暂时搁置起来，"藏"起来，不在会谈中表现出来。

罗杰斯强调的"不干预"也不是一点都不干预，而是尽量做到最小的干预，尽量不去影响来访者的核心价值，将来访者看作普通人，咨询师和来访者之间是互相尊重的平等关系。咨询中，咨询师不针对来访者的问题给出直接的答案，也不用规劝、指导等手段，而是让来访者在自省自悟之后发生行为、认知上的变化，以达到心理咨询中"助人自助"的目的。

只是在实际咨询中，"价值中立"一直受到质疑，坚持"价值中立"的意义到底在哪里？咨询师真的能够做到价值中立吗？这些都是人们争论的焦点。毕竟，咨询师也是人，有他的感情、价值观，接待不同的来访者就会有不同的价值判断，不管是关于来访者的人格还是心理，如果没有初步的诊断，咨询师如何进行接下来的咨询工作呢？咨询师带着初期的价值判断开始治疗过程，不管是半途而废，还是功德圆满，不可能做到百分之百地保持中立。

另外，来访者求助于咨询师必定是有所诉求，咨询师不给予直接回答，也不做出任何规劝，让来访者自主决策，相当于把咨询的责任全部放在来访者身上，咨询师作为跟随者存在。在对人性的看法上，罗杰斯的假设是人性具有建设性，如果提供一个促进成长的氛围，来访者能够做出有利于社会和自身发展的选择，但是这并不符合现实。

其实，罗杰斯的"来访者中心疗法"进入中国之后，一直备受质疑，人们对"价值中立"的质疑只是其中之一。

中国人向来信奉权威，他们并不是天生缺乏主见和自我判断的能力，而是在文化影响下潜移默化而成。如今，现代年轻人越来越主张张扬个性，社会价值观更加多元，或许罗杰斯的"价值中立"会得到更多的重视和更少的批判。国内现阶段心理咨询行业不看好、不重视"价值中立"原则，对其持许多批判意见，或许二十年后、三十年后，这种状况会有所改观。

撮火的分裂症研究

罗杰斯的工作经历和同时代的专业研究者一样，辗转于美国各大高校，他的生活是教书、治疗、写作以及宣扬他的心理学理论。在罗杰斯的职业生涯中，他先后在俄亥俄州立大学、芝加哥大学、威斯康星大学等高校任教，从 1939 年到 1963 年，罗杰斯和他的"来访者中心"疗法盛行，超过精神分析理论成为美国心理学界最具影响力的理论。

"第二次世界大战"之前，美国的心理学界和心理治疗市场被精神科医生垄断，精神科医生们热衷于研究经典精神分析疗法，并且用这种方法治疗病人。那个时代，精神科医生也没有针对精神类疾病的药物，只好让患者频繁地接受精神分析，由于医生们的水平良莠不齐，又缺乏严谨的诊断系统以供参考，所以治疗情况非常混乱。

由于精神分析界只允许具有医学背景的人接受精神分析培训，同时极力打击新生的心理学流派，比如行为主义、人本主义和认知疗法，导致精神分析界被指责过分强调精英主义且内耗严重。尽管如此，新生的心理学流派还是成长起来了，在老一辈人的批评、蔑视、排斥中成长为具有影响力的心理学理论和治疗方法，以罗杰斯为代表的"人本主义心理学"正是其中之一。

对罗杰斯的职业生涯具有重要意义的高校是芝加哥大学，1945 年，罗杰斯担任芝加哥大学的心理学教授，建立了芝加哥大学心理咨询中心。在那里，热心又专业的同事和具有革新意识的研究生为罗杰斯助力不少，罗杰斯逐渐确立了"来访者中心"的治疗理论，芝加哥大学也成为来访者中心疗法的一个阵地，研究工作顺利进行，具有创新和改革色彩的理论不断被提出来。多年后，罗杰斯评论他在芝加哥大学度过的岁月，称那是"一个研究假设与理论形成发展的阶段"。

那时候，科胡特在芝加哥大学精神病学系任教，两个人一个主张精神分析，一个主张人本主义。不过，科胡特在他的理论中吸收了罗杰斯的思想，比如共情，发展出他的自体心理学，罗杰斯对科胡特却没有什么好印象，他一直反对精神病学和精神分析，谈起科胡特，罗杰斯说，精神病学系的人认为他们（罗杰斯等人）没有医师执照就行医。精神分析派用精神科医生那一套指责人本主义，难怪罗杰斯对精神分析没有好感。事实证明，在20 世纪 60 年代的美国心理学界，精神分析学派早已不是一枝独秀，心理治疗和心理咨询也不再是精神科医生独霸的天下，临床心理学家和社会工作者开始起着重要的作用。

罗杰斯在芝加哥大学任职的 12 年非常宝贵，他不仅事业发展得顺风顺水，还担任了多个心理协会的领导人。芝加哥大学的任职，罗杰斯计划回到他的母校威斯康星大学，原因是威斯康星大学愿意提供他从事心理学和精神医学两项工作的机会。在那里，他可以指导心理治疗师和精神科医师。在芝加哥的同事或祝福或不解的声音中，罗杰斯出发了，而他在威斯康星大学的主要工作是什么呢？用"来访者中心疗法"治疗精神分裂症！

罗杰斯用治疗正常人的方法治疗精神分裂症患者，倾听技巧、无条件地积极关注、共情等手段都用上了，治疗了几个月，迟迟不见效果，搞得他自己撤火又受气。后来，因为人事关系的因素，他辞掉了威斯康星大学的职务，对精神分裂症的治疗随之不了了之。罗杰斯后来回忆说，那个计划是他一生的专业生涯中最感到痛心、苦恼的一件事。

其他方面的因素也证明，罗杰斯一早就不应该去威斯康星大学。心理学系复杂的人事关系令罗杰斯感到不满，他和同事之间相处并不愉快。从1957年到1963年，罗杰斯在威斯康星大学待了6年，唯一的成就是写了《成为一个人：一个治疗者的心理治疗观点》一书，这本书是罗杰斯从事心理咨询工作30余年的经验总结，包含了许多著作和论文，这本书一经出版即成为畅销书，读者从教育家、治疗师到哲学家和艺术工作者等。尽管对精神分裂症的治疗研究败走麦城，《成为一个人：一个治疗者的心理治疗观点》让罗杰斯重拾信心，辞掉威斯康星大学的教职后，他加入了由他的学生创立的"西方行为科学研究中心"，开始他摆脱高校环境的心理学研究之路。

马斯洛谈人的需要

　　一个史学爱好者，二十多岁，肚皮空了几天，粒米未进，饥肠辘辘，饿得头重脚轻，走路摇晃。这时候，在他面前放上一桌香气四溢的饭菜和一叠失传百年的珍贵历史资料，告诉他二者只能选择一样，试想一下，他会选择可口的饭菜还是珍贵的文献材料呢？马斯洛说，他一定会选择吃饭，因为对于一个生理需要尚得不到满足的人，食物便是他的第一需要，其他东西只能排在次要位置。吃饭是最基本的生理需要，是人类生存的第一需要，更是推动人类行为的基本动力。

　　这位马斯洛是何许人也？他是美国心理学家，人本主义心理学的主要发起者和理论家。生理需要是他最著名的"需要层次理论"中的层次之一，是人类生存的基本需要。马斯洛全名为亚伯拉罕·哈洛德·马斯洛，是出生在美国纽约的犹太人，他的父母从苏联移民到美国，没有文化，艰难度日，父亲酗酒，母亲迷信，马斯洛的童年生活充满了冷漠、残酷、暴躁，得不到父母的关爱。马斯洛将书籍作为伴他度过孤独童年的珍贵伙伴，他没有朋友，图书馆里的书籍是他唯一的朋友。童年时的经历让马斯洛成长为一个害羞、敏感、有点神经质的人，成名之后，他依然无法自在地于公众面前发言。

在学习心理学之前，马斯洛学的是法律，这是他父亲的期望。1926 年，马斯洛考入纽约市立学院专修法律，两个星期后，马斯洛改变了主意，他的兴趣并不在法律，而是心理学。三个学期后，他转学进入康奈尔大学，跟随构造主义学派的创始人铁钦纳学习心理学，不久后，他厌倦了构造主义心理学的元素分析，又回到纽约市立学院。

1928 年，马斯洛结婚，新娘是他的表妹贝莎，那一年，马斯洛 20 岁，贝莎 19 岁。结婚成为马斯洛人生的一个重要转折点，婚后，马斯洛带着妻子迁往威斯康星州的威斯康星大学麦迪逊分校继续他的学业，马斯洛说，他真正的生命是从结婚和转学到威斯康星大学时开始的，他的学术研究生涯也是从威斯康星大学开始的。

马斯洛在威斯康星大学取得文学学士、文学硕士和哲学博士学位，他在博士期间的导师是著名心理学家哈洛。毕业后，马斯洛留校任教一年，第二年回到纽约，进入哥伦比亚大学，任桑代克学习心理研究工作助理。后来，马斯洛对行为主义心理学不再有热情，1937 年，他进入纽约市布鲁克林学院担任心理学副教授，这时他已经放弃行为主义，转向人本主义。

马斯洛的思想转变有两个方面的原因，第一，他自身的育儿经历让他重新思考行为主义对人类行为的解释；第二，由于德国纳粹对知识分子的迫害，一批欧洲心理学家避难美国，其中包括格式塔心理学家魏特海默、柯勒、考夫卡，精神分析心理学家霍妮、阿德勒、弗洛姆，与这些顶尖欧洲心理学家的接触，让马斯洛开始发展属于他自己的心理学观点。从 20 世纪 50 年代开始，马斯洛的心理学研究专著相继问世，他也成为具有强大影响力的一代心理学家。

马斯洛最广为人知的"需要层次理论"是他 1954 年在《动机与人格》一书中提出的，他将人类的需要分成五种，像金字塔阶梯一样排列，从低到高分别是：生理需要、安全需要、归属与爱的需要、尊重的需要和自我实现的需要。这些不同性质的需要组成了个体成长的内在力量，即动机，而每一层次需要的满足决定了人格发展的程度。

简单来说，生理需要就是生存的最低需要，比如对食物、水和睡眠的需要；安全需要即人人需要一个安全的环境，避免不安全感带来的生理焦虑和心理焦虑，俗话说"有饭吃还得有房住"，有房住就是对安全的渴求。此外，战争年代的人们渴望和平，身患疾病的人渴望健康，失业人士渴望摆脱生活困境，这些都属于安全需要的范围；归属与爱的需要也称为社交需要，人是社会动物，需要被别人接纳、爱护、关注和支持，因此人需要朋友、爱情，需要活在集体之中；尊重需要包括他人尊重和自我尊重，前者是他人对自己的认同，后者是自己对自己的认同。尊重需要获得满足的人有自信，认为自己有能力实现个人目标，感觉自己是一个有价值的人。可以说，尊重的需要能催人奋进，也是个体从无助、虚弱中振作起来的动力；自我实现位于需要层次金字塔的最顶端，是最高级、最难实现的需要，包括实现自我潜能。

自我实现是马斯洛人格理论的中心，他认为自我实现是个体内部不断趋向统一、整合和协同的过程。音乐家通过创作伟大的交响乐而实现自我；电影导演通过拍摄具有高度艺术价值的电影实现自我。马斯洛对斯宾诺莎、贝多芬、歌德、爱因斯坦、林肯等著名人物进行了个案研究，概括出自我实现者具有的 10 种人格特征，其中包括超乎常人的判断力、顺境逆境都能处之泰然的心态、对人生具有使命感、不需要靠他人满足安全感等特质。据说人群中只有 1% 的人能同时具有这些人格特征，因此能真正做到自我实现的人屈指可数。

关于马斯洛的"需要层次理论"并非没有争议。有人曾经在管理领域做过证明需要层次存在的实验，结果证明需要没什么层次之分。而且，大众传播领域中流行的"需要层次理论"只是马斯洛人格理论中的一部分，甚至是被"断章取义"解读的一部分，不管是心理学还是管理学教科书，对马斯洛的介绍始终停留在早期的需要层次理论上，完全不提他的理论体系发展。

在 1970 年新版的《动机与人格》中，马斯洛将原本五个层次的"需要层次理论"变成了七个层次，在尊重的需要和自我实现的需要之间加入认知的需求和审美的需求，前者是指对己、对人、对事物变化有所理解的需求，后者是对美好事物欣赏的心理需求。他还将前四个需要层次称为缺失需要，后三个层次称为成长需要。

受马斯洛的影响，管理理论的奠基人之一道格拉斯·麦格雷戈 1960 年在其所著《企业中人的方面》一书中，将管理理论区分为 X 理论和 Y 理论，前者是专制主义的管理理论，认定人的本性厌恶工作，工作不过是为了满足生理需要和安全需要。因此，管理者应该用指导、控制、逼迫、惩罚等方式管理工人；后者是麦格雷戈吸收马斯洛需要层次理论中的归属与爱的需要、尊重的需要和自我实现的需要提出的，是与 X 理论相对立的理论。Y理论认为，人的本性并非厌恶工作，如果给予机会，人能喜欢工作，并且在工作中发挥其才能。因此，应该在管理中使用激励而不是惩罚的管理手段，为工人创造发挥想象力和创造力的机会。

晚年时，马斯洛对东方文化的研究促使马斯洛反思他的早年观点，他不再认为"自我实现"是人的终极目标，他发现了人类天性中作为最高需要层次的自我实现——精神上的自我实现或超越的自我实现。马斯洛称这样的心理学为"超个人心理学"，超个人心理学以宇宙为中心，不只注意人性需求或兴趣，还关注超越人性、自我及自我实现等观念。这些都属于"Z理论"的范畴之内，由于这些观点在他去世前一年才发表，影响力远不如影响深远的《动机与人格》，因而始终未受到足够的重视。

罗洛·梅与存在主义

罗洛·梅和罗杰斯、马斯洛同为人本主义心理学的代表人物。除了人本主义心理学，他还开创了另一个领域：存在主义心理学，他被称作"美国存在心理学之父"，他的理论在美国、西欧和日本都有广泛影响。

罗洛·梅于 1909 年出生于俄亥俄州的艾达镇，他是家中第一个儿子，家里还有五个孩子，其中一个姐姐患有精神病。由于父亲在基督教青年会工作，罗洛·梅后跟随家人迁居到密歇根州的麦里恩市，后来他父母离婚，母亲放弃了抚育子女的责任。早年时期，罗洛·梅的成长环境比较糟糕，他很早就开始承担家庭责任，照顾弟弟妹妹和生病的姐姐。

进入大学后，罗洛·梅就读于俄亥俄州奥柏林学院艺术系，获得学士学位后，他到欧洲漫游，在那里与阿德勒发生接触，一段时间里，他对阿德勒的学说非常赞同，后米有了不一样的想法。回国后，他进入纽约联合神学院，在那里，他结识了德国存在主义哲学家、神学家保罗·蒂利希，从蒂利希那里，罗洛·梅第一次接触到存在主义思想，他的存在分析心理学思想受到蒂利希的较多影响。

罗洛·梅的心理学研究早期受到精神分析理论的影响较多，大学时期，他接触阿德勒的精神分析理论，就读纽约联合神学院期间，他又拜新精神分析学家弗洛姆为师，系统地学习了精神分析的理论与方法。开办心理诊所初期，进入个人职业阶段的罗洛·梅治疗病人用的也是精神分析的方法。受精神分析思想浸染多年，罗洛·梅没有在精神分析这条路上走下去，而是中途转向，开辟了一条新的道路：存在分析心理学。

其实，从罗洛·梅做心理指导教师和心理咨询员开始，他就注意到精神分析的缺陷。20世纪50年代，精神分析学派的发展进入瓶颈期，在心理治疗中，精神分析无法解释人们的精神空虚、焦虑和无价值感。举个例子来说，弗洛伊德原本认为，社会风气的保守让人的原始冲动（性冲动）受到压抑，本我和超我之间矛盾激烈，可是，社会风气的变化并没有让变态心理减少，人们依旧有各种各样的问题，更多的人接受心理治疗，由此证明精神分析学的缺陷存在。于是，当人本主义心理学兴起，罗洛·梅通过和马斯洛、罗杰斯等人交往，首先确立了他和人本主义心理学的关系，又在存在主义哲学的影响下发展出存在分析心理学。

存在分析心理学的理论基础来自存在主义哲学。存在主义哲学思潮繁盛于20世纪50年代，主要在欧洲大陆。那时候，许多精神科医生和心理学家借助存在主义的理论从深层次了解人类经验，其中维克多·弗兰克是代表人物。弗兰克出生于维也纳，在维也纳接受教育，他早年已经晓得弗洛伊德的名声，20岁时，弗兰克拜访了弗洛伊德，后有论文发表在阿德勒主编的《个体心理学国际期刊》上。就读医学院期间，他把精神分析和存在主义哲学结合起来，发展出一套存在哲学与精神分析治疗法。

"第二次世界大战"之后，集中营里死里逃生的经历让弗兰克更加坚定了存在治疗理念，他认为，在任何环境之下，人都有选择的自由，即使在可怕的环境下，人类也能保持精神的自由与心灵的独立。这是典型的存在主义哲学理念。后来，他从生活感悟中总结出"意义治疗"，即协助患者领悟生命意义的治疗方法，目的在于改变患者的人生观，从而积极面对现实，乐观地活下去。

在美国，罗洛·梅可谓存在主义的传播者和代言人，他在《存在：精神病理学和心理学的新领域》一书中把存在主义推向了美国。存在主义哲学强调哲学应该研究个体的人，围绕着个体生存以及个体生存的意义这一中心议题。作为研究对象的个体并非是独立的个体，而是与社会发生联系的个体以及个体在面对困境时产生的情绪体验。此外，存在主义哲学强调个人的自由选择，认为每个人都有自由选择的能力，人生价值取决于个人选择。对罗洛·梅来说，存在主义哲学对个人痛苦、焦虑等精神状态的分析更符合"第二次世界大战"后的社会现实，精神分析过于强调本能和早年经验的因果关系决定论，导致错误百出，相比之下，存在主义哲学观点更具有实践指导意义。

罗洛·梅认为人的存在具有六种基本特征，分别是自我核心、自我肯定、参与、觉知、自我意识和焦虑。自我核心即个体是区别于他人的存在，自我处在个体存在的核心；自我肯定即个体有勇气和自信保持自我核心，同时与周围环境发生联系，增强自身存在感和存在价值；觉知是一种对自身感觉、愿望、身体需要和欲望的体验，比自我意识直接而具体；自我意识则变成了觉知的表现形式，更抽象和间接，自我意识为人类所独有，有了它，人才具有能力超越具体世界；焦虑则是人在面临威胁时产生的痛苦情绪体验，出于个体对于可能丧失存在的担忧，这种丧失包括死亡、失去职业、名誉损害和地位不保。焦虑也来自对人的基本价值观的威胁，价值观是自我存在的一部分，价值观受到了威胁等同于人的存在受到了威胁。

罗洛·梅还区分了正常焦虑和神经质焦虑。前者是与威胁相伴的反应，人在成长过程中不可避免地探索未知领域，挑战中必然产生焦虑。这种焦虑是正常焦虑，是人从原有意义走向成熟的动力。神经质焦虑首先是一种不平衡的反应，是个体不能应对挑战和变化而产生的活动障碍和意识障碍。如果个体放弃了个人自由和个人成长的可能性，这种不平衡的反应就会变成神经质焦虑，困扰个体。

此外，罗洛·梅还对性爱、勇气、神话等主题做出了陈述，总体来说，罗洛·梅接受了存在主义哲学的立场，但是他没有就此发展下去，成为一名存在主义哲学家，他的根基依然在心理学领域。作为心理治疗专家，罗洛·梅也提出过结合存在主义理论的治疗观。他认为治疗的目的不是消除症状，而是让患者重新发现自己的存在，因此，治疗师应该首先理解患者的世界，促进患者体验自己的存在，与患者建立一种关系场，让患者能够自由选择，选择之后投身于现实行动。他主张的心理治疗三阶段：愿望阶段、意志阶段、决心与责任感阶段，正是患者从获得情感活力到用于选择和承担责任的整合、成熟过程。

布根塔尔与雅洛姆

存在分析心理学中，除了代表人物罗洛·梅，还有两位具有存在主义倾向的心理学家，即詹姆斯·布根塔尔和欧文·雅洛姆。20 世纪 50 年代，布根塔尔和马斯洛、罗杰斯等人共同促成了人本主义心理学运动，被公认为人本主义心理学的创立者之一。在被罗洛·梅的存在分析心理学吸引后，他和罗洛·梅不约而同地做起了存在主义理论在美国的翻译和推广工作。

布根塔尔出生在印第安纳州的韦恩堡，出生那天恰好是圣诞节。由于父母亲经常陷入财务困境，儿时的布根塔尔随着父母搬来搬去，从俄亥俄州搬到伊利诺伊州，从密歇根州搬到加利福尼亚州。1948 年，布根塔尔获得俄亥俄州立大学的博士学位。在加利福尼亚大学短暂停留后，布根塔尔最终去了加州大学的洛杉矶分校开始他的心理治疗实践。后来，罗洛·梅带有存在主义倾向的心理学研究成果发表，布根塔尔受到了关键性影响，可以说改变了他和他的同事们的心理治疗之路。

人本主义主张以人为本，帮助人的成长与发展，让每个人都能最大限度地发挥潜能。布根塔尔在人本主义心理学的基础上，从人的意识出发建构他的存在分析心理学体系。他的存在分析心理学尊重个人的主观感受，重视自由意志，相信人具有选择、决断和面对生活的能力，治疗师只是起辅助作用。

他把人的存在归结为意识，意识是人的存在的基本经验和事实，是人的存在的体现。意识具有潜在性，虽然个体不知道这种潜在性几多，能达到何种境界，通过考察变化的经验，人们依然可以获得启示。变化的经验包括梦、宗教体验、坐禅、高峰体验、感觉剥夺等。而人的存在的理性状态是"本真"或"如性"，在"本真"或"如性"状态下，个体能够克服主客分裂、个体与世界之间的分裂，把自己、自然、社会和宇宙融为一体。到这个阶段，布根塔尔强调的心理学蒙上了佛教、禅宗的色彩，还有儒学讲究的"天人合一"的影子，实在是一种超越意识和经验的理想状态。

翻译、阐述存在主义理论和社会分析理论之外，布根塔尔更想把这些理论、方法运用到实际当中。在《心理治疗师的艺术》一书中，布根塔尔提出一种生活改变取向的治疗法。他把治疗视为一种探险，是咨询师与来访者一起进入来访者主观世界的探险。布根塔尔强调，治疗的重点在于咨询师也愿意接触自己的世界，由此才能帮助来访者检查其生活中存在的问题，面对这些问题，重新整理答案，来访者就有机会开始新生活。

布根塔尔和罗洛·梅同样代表着人本主义心理学中的存在主义方向，可是就二人在中国的知名度而言，罗洛·梅比布根塔尔知名度更高一些。其他人本主义心理学家，如马斯洛、罗杰斯，他们的主要著作如今都有中文译本，有的不止一个中文版本，有了著作的引进，关于他们思想、治疗的讨论才能在心理学界、心理治疗领域展开。可是布根塔尔的著作没有中文版本，关于他的主要思想，除了高校的心理学研究者，普通人甚少有机会接触，如此也使得布根塔尔在心理学领域的地位和重要性表面上看起来不及其他几位，这对布根塔尔本人和他的存在主义心理学理论不够公平。

雅洛姆比布根塔尔年幼 16 岁，也是欧洲移民的后代，他的父母是从俄罗斯移民到美洲的犹太人，在华盛顿特区第一街开了一间杂货店。整个童年时代，雅洛姆基本和书籍一起度过，他在杂货店上面的住房里看书，在当地的图书馆看书，高中毕业后，他进入乔治·华盛顿大学，拿到学士学位后又进入波士顿大学医学院，在那里拿到医学博士学位。1956年，他去了纽约，在巴尔的摩完成他的实习生阶段，他正式的学术生涯开始于斯坦福大学。

从教师到终身教职员工，雅洛姆在团体心理治疗中实践了他的存在主义心理治疗，他从临床经验和实证研究中发展了他的存在主义取向治疗法，并且把治疗重点放在人类最关心的四个问题上：死亡、自由、存在的孤独和无意义。雅洛姆最伟大的成就莫过于编写了一部内容广泛的教科书《存在主义心理治疗法》。有趣的是，雅洛姆除了搞学术研究，他还创作了大量非虚构的小说，内容是他与患者共同记录的治疗经验，他的作品被当作大学教材和学生学习咨询技法的标准读物，此外，他还拍摄了许多关于心理治疗技术的纪录片。

心灵捕手中的治疗

历来以心理治疗为主题的电影有很多，经典的作品如希区柯克的《爱德华大夫》，库布里克的《发条橙》，其他包含心理学元素或者展现心理学某方面病症的电影则数不胜数，知名度较高的包括美国导演詹姆斯·曼高德的《致命ID》，讲述多重人格的经典电影；还有巴里·莱文森导演的《雨人》，在亲情回归的主线下配以对自闭症的描写；更有大卫·林奇在《穆赫兰道》中将人的梦境直接用画面呈现出来。

在众多可以放在"心理学"标签之下的电影中，由美国导演格斯·范·桑特执导的《心灵捕手》是一部完整展现心理治疗过程的片子。在来回八次的"会谈"中，导演详细地展现了心理咨询中涉及的技术、遇到的困难以及心理咨询师的个人能力在会谈过程中的影响力。这部拍摄于1997年的电影在1998年的奥斯卡颁奖典礼上获得了最佳导演、最佳原创剧本等多项大奖。这部中规中矩的心理剧情片，为普通人了解心理咨询提供了一个通俗易懂的范本。下面，我们来看一下电影中的咨询师和来访者是如何会谈，如何面对阻抗，又是如何最终解决问题的。

电影中有四个主要人物，马特·达蒙饰演的威尔是一个孤儿，但他有着超乎常人的数学天分。由于童年时期受到养父母的虐待，威尔一直把自

119

己封闭起来，他的正式工作是麻省理工学院的清洁工，闲暇时间则喝酒、打架，俨然一个街头混混、问题少年。蓝勃是麻省理工学院的数学教授，他经常给学生们出难题，因为威尔解开了他留在黑板上的题，蓝勃将他从少年管护所里保释出来，并为他找心理医生进行治疗。

罗宾·威廉姆斯饰演的心理医生肖恩·马奎尔是蓝勃的好朋友，他拥有丰富的人生经历和深刻的情感故事。他专业水平一流，尊重患者，能与患者真诚沟通，在和威尔的"交锋"中，他不断越过威尔或者充满敌意，或者饱含讽刺的防御机制，最终消除了威尔的心理壁垒，让他拥有了重新选择生活的机会。另外一个人物是本·阿弗莱克饰演的查克，他是威尔的好朋友，与威尔一起闲逛，打架滋事，在威尔接受治疗时，他和肖恩一起帮助威尔。除了演员，马特·达蒙与本·阿弗莱克还担任了这部电影的编剧，实际上，这个故事是他们读大学时一起讨论出来的。

对任何一位咨询师来说，威尔都是一个麻烦的来访者。他智力超群，除了在数学方面拥有惊人的天赋，对经济、法律、历史、哲学、艺术等也有很强的理解能力，更重要的是，他不是死读书的呆子，看到任何事物，他都有自己的想法和观点。只可惜，他生活的环境并不能让他的这些天分获得发挥的机会。

威尔在孤儿院长大，曾经在寄养家庭生活过，因为受到严重虐待，他选择逃离，过起了放荡不羁的生活。他外表桀骜不驯，内心却极度自卑，他不敢表达想要摆脱困苦生活的愿望，更不敢接受女朋友的爱。另外，他难以控制自己的情绪，时常情绪失控，打架伤人，每次触犯法律，他都有能力为自己辩护。但是这一次，他打架并且袭警，等待他的是坐牢的命运。若不是蓝勃教授发现了他的数学才能，将他保释出来，他可能就此彻底堕落下去，过一辈子混沌、浪荡的日子。

不过，蓝勃保释威尔是有条件的，第一，威尔要同意做蓝勃的助教；第二，每个星期见一次心理医生，接受心理治疗。威尔为重新获得自由感到高兴，但他对心理治疗很反感。肖恩和威尔的第一次会谈，威尔表现出各种抗拒行为，他回避肖恩提出的问题，甚至转换了自身角色，想要从来访者变成咨询师，探寻起肖恩的心理状态。不可否认，肖恩是一个合格的心理医生，在无法建立良好咨访关系的情况下，他真诚而礼貌地回答了威尔的所有问题，并且在对话中寻找切入点，希望能将讨论话题转回到威尔身上。屡次尝试后，威尔的狂妄、自负激发了两个人的正面冲突。

威尔从肖恩的一幅画中看到了他的无助和恐惧，并出言不逊地妄加评论肖恩的妻子，他不知道，肖恩深爱他的妻子，但是他的妻子已经去世了。一直思念着妻子的肖恩并没有走出丧妻的痛苦深渊，他的内心世界被威尔敏锐的双眼看穿了，由此引发了二人的肢体冲突。在心理咨询中，咨询师当然不能像肖恩那样掐着来访者的脖子提出警告，电影中的处理很戏剧化，也展露出咨询师人性的一面——咨询师不是提供治疗的专业机器，而是有感情、有情绪的真实的人。

尽管咨询开端以不欢而散结束，肖恩的表现却非常专业，不管威尔如何挑衅，他都对威尔投以积极关注，让他们之间的话题在讽刺、抗拒、回避中一直持续下去，若不是威尔侮辱他的妻子，肖恩不见得攻不破他的心理防线。罗杰斯说过，心理咨询中，咨询师和来访者的关系会提供一种安全感，让来访者从容地开放自己，正视自己否定过的生活经验，然后在过去经验的基础上融合已经发生改变的自己，统合出全新的自我。在接下来的会谈中，肖恩正是以这样的目标进行咨询的。

第二次会谈，地点选在了湖边，公共环境比封闭的咨询室带来的压力小，从而减少了威尔的内心压力。肖恩放弃了"进攻式"的询问，转而带着威尔接触真实的世界，他想让威尔明白，一个人无论有多少知识和才能，最终还是要面对现实生活。这个观点切中威尔的要害，长久以来，他因为担心再次受伤害，封闭自己，不再以真诚、热忱面对生活，在爱情面前，他也不敢打开内心，迎接美好未来。可以说，肖恩非常了解威尔的心理困境，他需要做的就是一步步地引导他，在逐渐深入的会谈中找到打开威尔心扉的突破口。对于咨询师来说，想要做到肖恩这般，不仅需要大量的咨询知识和技巧的储备，更需要长期的临床实践经验。

所谓心理咨询师的咨询技巧，看似简单，实施起来却微妙而复杂。行外人对此充满好奇，想知道咨询师是否拥有什么灵丹妙药，否则怎么会让一个人的态度、情感、行为发生巨大的变化。说起来，心理咨询的技巧多种多样，单单每次 50 分钟的会谈就需要各种充满暗示、指导的沟通方式。当然，任何技术都只是"术"，看到来访者的真正需要，运用技术促进来访者发生良性改变才是"道"。

第三次会谈，威尔的阻抗表现是沉默。整个咨询过程中，威尔一句话都没说，他似乎在向肖恩示威，只要他决定不开口，没有人能让他开口。与此相对，肖恩也选择了沉默，虽然二人都处于沉默状态，但是沉默比话语更具有意义。对威尔来说，他选择沉默已经是巨大变化中的一个，从自负狂妄地挑衅肖恩，到沉默相对，拒绝沟通，很显然他的内心世界发生了变化。或许他在挣扎，不知道这位咨询师值不值得信任，不知道该如何开口，肖恩的沉默则是为了配合威尔，留给他足够的心理空间和时间，让他自己做出选择。抛开言语信息，这次是肖恩与威尔第一次交流，从这次开始，咨访关系建立起来了。

从第四次开始，威尔选择了与肖恩交流，尽管他的心理防御很强大，但还是对肖恩提起了自己的情感状态。第五次会谈，肖恩做了一次自我暴露，承接第一次闹得不愉快的妻子主题，他对威尔讲起非常私人的生活信息，他的讲述有劝告的意图，也有培养彼此信任感的作用。在人本主义疗法中，咨询师可以适当地自我暴露，这样可以让来访者增加会谈的兴趣，同时更加认同咨询师这个人。

会谈进行到第七次，肖恩终于触到了威尔情感中最柔弱的地方，威尔也把他童年时期承受的恐惧、无助和绝望展露出来，肖恩给予他的回应是："这不是你的错。"肖恩把这句话重复了十次，直到威尔压抑许久的情绪彻底爆发，他哭泣，他道歉，他把心里所有的痛苦都表现出来。因为曾经受到的不公平待遇，威尔一直觉得自己没有价值，不值得被爱，所以他不去发挥自己的才能，从事不需要脑力劳动的工作，可是在他与朋友相处，与哈佛公子哥的争斗、炫耀中，他又无时无刻不想要证明自己的价值；他也不敢听从内心的声音，对他所爱的女孩表达真诚的爱意。肖恩把威尔的童年经验和他的现实困境结合起来，用爱和关怀化解了他的内心伤痛，让他成为一个心灵自由的人。

最后一次咨询，是肖恩和威尔的告别时刻，也是这段咨访关系告一段落的时刻。威尔的生活走上了正轨，他找到了一份适合自己的工作，并且准备去找回出走的女朋友。彼此祝福后，这段互相治愈的咨询圆满结束，威尔找回了自己的价值，肖恩的丧妻之痛得到了抚慰。如果把这个故事当作经典案例来看，咨询师也能受益良多，心理咨询是疗愈来访者的过程，也是咨询师自我疗愈的过程。每一个咨询师都是真实的、具有情感的人，可能如肖恩一样，内心藏着深刻的情感伤口，咨询师只有认清自己，接受自己，才能具有治愈他人的能力。这是肖恩治愈威尔的前提，也是咨询师疗愈来访者的前提。

第四章

海阔天空只需改变认知：
合理情绪疗法

合理情绪 ABC

情绪 ABC 理论是由美国心理学家阿尔伯特·艾利斯创立的，是合理情绪疗法的理论要点。合理情绪疗法是认知心理治疗的一种，同时采用行为治疗的方法，故被称为认知行为治疗。说起创立人艾利斯，有人评价他是认知——行为主义治疗之父，也有人认为他是自弗洛伊德以来唯一具有自己理论体系的心理学家，当然，也有人不认同这种说法。不管怎样，他提倡的合理情绪疗法在心理学界和心理治疗领域得到了一致的推崇。可是很多人不知道，艾利斯的人生初衷并非做心理学家，而是成为一名作家。

艾利斯是犹太人，出生在美国宾夕法尼亚州，4 岁时全家迁居纽约。20 岁之前，艾利斯多次生病，曾经因为肾炎住院 9 次，不过他福大命大，且乐观向上，没有因为身体疾病而消沉。自从下定决心成为作家后，艾利斯就规划好了他的职业生涯：他想要经商，在商业上赚到足够的钱后，他就可以在经济独立的情况下进行写作。于是，艾利斯大学读的是纽约市立大学商学院，主修商业管理。可惜他命运多舛，读完大学，恰逢美国遭遇经济大萧条，艾利斯想要从商业上发家的梦想破灭了，不过，他写作的热情不减，先后写了 20 本书，只是未能如愿出版。

25 岁时，艾利斯才初次接触心理学方面的知识，缘起是他想要研究性、爱、婚姻和家庭之间的关系。为了弥补自己的短板，艾利斯阅读了大量心理学方面的著作和研究论文，还讲入哥伦比亚大学拿到了临床心理学硕士和哲学博士学位。进入心理学领域，艾利斯却因为没有医学背景，求职多次被拒，最终他被卡伦·霍尼学院聘请，以精神分析方法从业。没过多久，他就对精神分析产生了怀疑，并在治疗中尝试使用其他方法。1955 年，艾利斯创立了理性行为疗法，这是他的合理情绪疗法最初的名字。

情绪 ABC 理论认为，情绪不是刺激事件本身引起的，而是经历刺激事件的个体在对刺激事件做出评价后引起的。情绪 ABC 理论中，A（activating event）代表刺激事件，B（belief）是个体对刺激事件的认知、评价而产生的信念，C（consequence）是刺激事件导致的情绪和行为后果。个体之所以会产生 C，不是因为 A，而是因为 B，即个体对刺激事件的不正常认知产生了错误的信念。

俗话说，有前因必有后果，但是同样的前因未必产生同样的后果，由于每个人对刺激事件的评价、解释不同，得到的结果必然不同。比如，同样是司法考试没通过，有的人觉得只是一次考试而已，无所谓，没什么大不了的，最多再考一次；有的人则伤心欲绝，为自己在精心准备考试那些日子里花费的力气和时间感到不值得，心思敏感的人还会觉得丢脸，担心他人的评价，因此意志消沉，如同走入人生绝境一般。所以说，一切情绪来自人们的信念，即对事件的想法、解释和评价。由于不合理的信念，人们产生情绪困扰，这些情绪存续过久还会引起情绪障碍。

阿龙失恋之后，一直走不出情绪低潮，他不仅失去了女朋友，还失去了他们的孩子，失恋的打击影响到他的工作，他那间垂死挣扎多时的小律所最终关门大吉。失恋和失业凑在一起来，阿龙每日借酒消愁，头脑中想的都是他深爱的女人为什么对他如此残忍，自己三年多的情感付出毫无回报，他觉得自己实在太可怜了。一心创业却不成功，爱情路上还遇到负心人，他质问这样薄情寡义的女人怎么会让他遇上？为什么他永远是最倒霉、最不幸的那个？

由于精神恍惚，阿龙的日子过得浑浑噩噩。早上起来洗漱，他把自己的高档手表放在了洗漱台边上，等他外出混沌一天回来，发现串门的外甥把他的手表打碎了，阿龙心疼手表，拉过来外甥，把他狠狠地教训了一顿。心疼孩子的阿龙姐姐气不过，和阿龙大吵一架，一气之下，阿龙连晚饭也没吃，开车去朋友家找酒喝，朋友见他消沉起来没完没了，大半夜也不愿意回家，哄哄他就开始不耐烦了。阿龙自顾自喝闷酒，直到把自己灌醉，借着酒劲儿，他开始埋怨朋友忘恩负义，不记得他当初是如何肝胆相照，两肋插刀，今日见他跌入谷底，却一副敬而远之的样子。和朋友争执一番，阿龙酒醒，开车回家睡觉，不料遇到交警查酒驾，把他拦了下来，罚款扣分又被吊销驾照半年。这下子，阿龙彻底崩溃了，他在大马路上跟交警撒泼耍赖起来，不依不饶地一直闹到派出所，最后，还是下午刚和他大吵一架的姐姐把他保释出来。

跟咨询师会谈时，阿龙一再强调："我是这个世界上最倒霉的人，胡老师您是没有见到，一个人能背到什么程度，我算是背到底了，洞庭湖水有多深，我现在就在那湖底——我算是看透了，这个世界上哪有什么纯真的爱情、真挚的友情，全都是骗人的。你风光的时候，男人女人都围着你，哄着你，等你落魄了，一个个地溜得比谁都快，全都是奔我的钱来的，没有一个好人，枉我之前对他们那么好，白费我一番苦心……"

咨询师看他愤怒又沮丧，安慰他说："你有没有想过，当你倒霉到极点时，是不是很快就会绝地反弹了？所谓置之死地而后生。"

"您可别调侃我了，我这次是沉到底了，全天下人都跟我作对，我不会有重生的机会了。您一定是没有倒过大霉，所以根本不知道我到底遇见了什么事情，您不知道我现在心里有多痛，有多恨，我恨啊，胡老师，我恨啊！"

"或许我没有和你一样的经历，但是失业、失恋这样的情况，每个人都会经历，一样的真挚感情，一样的热血投入，我想痛苦、难受也是差不多的。"

"胡老师，您还是没听懂我说的话。"

"阿龙，如果我告诉你，你的处境其实并没有你想象得那么糟，只是你自己把它想象得太糟糕了，你相信吗？"

"想象？胡老师您别忽悠我了，我知道自己现在什么样，我现在就是一条丧家犬，人见人躲，连我爸妈看我的眼神儿都不对了。我这不叫糟糕，那什么叫糟糕？"

"这样吧，我们先做一个放松训练，舒缓一下你的紧张情绪，稍后我们再聊，你看如何？"阿龙答应，胡老师给他做了放松训练，放松之后，阿龙的紧张消除了很多，不像一进门时那样对人怒目而视，好像全世界都是他的仇人一般。

第二次会谈时，胡老师给他举了一个例子："如果有一天，你到商场购物，出来时发现车子上沾满了脏东西，黏糊糊的，看起来特别恶心，这时候，你会怎么想？"

"就我这脾气，我肯定很生气呀，哪个孙子那么不长眼，丢垃圾还丢到别人车子上了，让我发现是谁干的，肯定狠狠地教训他一顿。"

"那如果我告诉你，弄脏你车子的人可能是一个盲人，你又会怎么想？"

"盲人？盲人就能随便丢垃圾吗？再说了，附近停了那么多车，干吗非弄脏我的车子？”

“因为你停车的位置正好压到了盲道，那位盲人沿着盲道走，正好撞上了你的车子，他不仅打翻了饮料，还撞伤了膝盖，这会儿正在商场旁边的诊所包扎呢。”

“我停车压盲道，怎么可能？我从来没压过盲道。”

“你能那么肯定？你敢确定你百分之百，一次都没有压过盲道？”阿龙不再反驳，胡老师继续说：“人不是十全十美的，谁也不能确定一次伤害别人的事都没有做过。”

“那就当我停车压了盲道好了，是我停车位置有问题，害了那位盲人，是我的不对，下次我小心就是了。”

“那你现在再去看车子上的那摊脏东西，你还会觉得愤怒，还会想要骂人，教训人吗？”

“这种事，我有责任，那人也有责任，算了，算了，当我倒霉好了。”

“那你想想，是不是你遇到的每一件事都可能是这样呢？伤害你的人有责任，你也有责任，可能在你不自觉的情况下伤害到了别人，而你却不知道。不管真相如何，你只是把所有责任推到别人身上，把自己打扮成受害者。如此一来，你就可以指责别人、教训别人，觉得全世界都对不起你，而事实很可能是你对不起全世界的人。”

听过胡老师的话，阿龙沉默了。他低着头，双手绞起来，来来回回玩着他的两个大拇指，胡老师也停了下来，观察着阿龙的反应。几分钟后，阿龙带着哭腔说：“我不是不想要那个孩子，主要是我还没有准备好，换作是你，你也会吓蒙的……”

对于阿龙来说，失恋失业是刺激事件 A，他的消沉、愤怒，精神恍惚，不能振作是结果 C，他的信念 B 是他在爱情和事业上付出很多，结果感情失落，事业失败，所有付出都没有回报，于是他怨恨所有人，觉得自己是天底下最不幸的人，甚至开始怀疑友情。在咨询师的启发下，他逐渐转换了独断的想法，从另一个角度重新看待刺激事件。很显然，在失恋这件事情上，他并非无辜受伤的那一个，如张爱玲所说，哪一份感情不是千疮百孔的，一段恋爱关系的开始双方都是受益者，爱情结束则两个人都是受害者。可以推断，阿龙在事业上肯定也是这样的情况，如果他认清了现实，不再怨天尤人，而是承担属于他的那份责任，他的情绪体验会积极很多，他也不会觉得自己是全天下最倒霉的人，认为所有人都对不起他。

贝克的认知疗法

合理情绪疗法是认知疗法的一种，因为在治疗中采用一些行为治疗的方法，因此也被称为认知行为疗法。采用合理情绪疗法治疗患者，艾利斯认为前提是人是兼具理性和非理性的，人们按照理性思考、行动时，表现为愉快、行动有效、富有竞争精神；但是人在表现出社会性的同时难以避免生物性，故有可能出现不合理的思维和信念，如果按照非理性思考行动，因为不合理、不合逻辑的思维，人就会产生情绪、情感上的困扰。

基于对事物的不同评价，人们会产生不同的情绪和行为反应。比如说，一出门就丢了钱包，有人觉得无所谓，反正损失不大，关键的证件、银行卡都没有丢，该干什么干什么；有人则忧心忡忡，无法冷静下来，更无法正常工作和生活。基于这样的观察，艾利斯认为，人的行为反应并非来自生活事件本身，而是来自人们对事物的想法、看法，也就是信念。合理的信念引起人们对刺激事件适当、适度的反应，不合理的信念则导致不合理的情绪、行为出现，如果一个人长期坚持不合理的信念，处于不良情绪状态，终将导致情绪障碍的出现。

艾利斯认为不合理信念具有三个特征，分别为绝对化的要求、过分概括和糟糕至极。绝对化的要求即从个人意愿出发的观点，认为事情必定发生或绝对不会发生，在言语中表现为"必须""应该""一定要"等词汇的频繁出现，比如，"我必须成功""我一定得拿到冠军""男朋友必须对我百依百顺"等。

过分概括是一种以偏概全的思维方式，主要表现在人们对自己和他人的评价上，比如有人在失败一次后，认为自己一无是处，毫无价值，类似的评价方式如果指向他人，则表现为指责他人，怨恨，充满敌意，不能允许他人犯错误等。

糟糕至极即在一次糟糕的事情发生后，认定还有更可怕的事情等待着，一个人没考上大学就认为自己一辈子都完蛋了，一个科员没有升上主任就认定自己前途尽毁，一个人投资失败一次就认定自己毫无商业头脑，从此彻底告别投资理财……这些都属于非理性的信念，轻易地将一起单纯的负性事件定义为糟糕至极，如果始终坚持这种信念，个体不可能走出不良的情绪体验，在遭遇挫折后很可能一蹶不振。

为此，合理情绪疗法治疗的目的即帮助来访者认识到造成情绪障碍的症结不在于刺激事件，而在于他们的消极认知。当然，合理情绪疗法的治疗难点也在这里，持合理信念的人在遇到不良刺激事件时，首先能接受其客观存在，其次能转换视角，用积极的态度认识。如此一来，承受不良刺激的心理能力增强，人的精神状态相对健康。而形成情绪障碍的人往往固执己见，不能从多个视角去思考问题，过分偏执。

治疗师的责任就是了解来访者的认知模式，继而让来访者认识到自己对人、对事物的不合理信念，通过改变来访者的认知，从而改变一个人的情绪反应和行为反应——一个人的认知和情绪、行为有着重要的关联，对于一个处于应激状态的人来说，内在的认知结构决定了他是表现出焦虑、愤怒或者愉快、轻松的情绪，他的行为是攻击还是逃走（战或逃的模式），可以说，改变认知是改变一个人的情绪、行为的根本途径。

在艾利斯发展合理情绪疗法的同时，阿伦特姆·贝克在宾夕法尼亚大学创立了认知疗法。贝克也是一位俄罗斯犹太移民，大学时期就读于布朗大学，攻读神经学，因为他对神经学的程序精确性特别着迷。由于缺乏精神科住院医生，贝克获得了作为实习医生轮转的机会，接触精神分析后，他很快沉浸其中。完成了医学实习和住院医师的阶段，贝克进入一家私人精神病院工作。1954年，贝克进入宾夕法尼亚大学精神病学系工作，在这一阶段，贝克开始接受精神分析学的正式训练。

在成为"认知心理学之父"之前，贝克最初的研究领域是精神分析，他受过精神分析的训练并且运用精神分析方法参与治疗实践，可是在治疗抑郁等症状时，他开始对精神分析方法表示不满。他发现，抑郁症患者并不会如精神分析师认为的那样把愤怒的梦转为内部体现，他认为抑郁症的思维基础是消极的认知，并尝试通过认知信念来矫正、治疗抑郁，帮助患者识别、取代自卑、忧虑和过大的压力等消极情绪状态。患者列出自己的消极思维，治疗师帮助其确定思维和情感之间的关系，继而以积极思维取代消极思维，这样的尝试让他获得了不断的成功。

贝克的认知治疗理论来自多方面的研究成果，包括认知心理学、信息加工理论等，他认为，童年经验和长期的生活经验帮助人们形成独特的认知结构，认知结构支配人们的行为，表现为人们对事物的信念、态度。贝克的认知疗法基本原理认为，认知是情感和行为的中介，情绪障碍、行为障碍的出现和适应不良有关，而不是外部刺激事件的必然结果。错误认知导致情绪障碍，情绪障碍伴有消极认知，它们与情绪障碍互相加强，形成恶性循环，导致情绪障碍延绵良久。认知疗法改变的是患者大量曲解的认知，曲解得到识别和修正，情绪障碍和行为问题也随之改善。

贝克也总结了不合理信念的类型，如非黑即白的绝对性思考、主观臆断、以偏概全或选择性概括、过度引申、夸大、缩小等。非黑即白的绝对性思考即对事物坚持一种绝对的、僵硬的标准，如果达不到标准即认为失败；主观臆断即武断地得出消极结论；以偏概全是用局部总结整体；过度引申是将偶然事件中获得的信念引申到其他情况；夸大是对不良事件做出过度估计；缩小即竭力贬低积极事件。

合理情绪疗法和贝克的认知疗法都是认知—行为取向的心理治疗，因为二者有一些共有的概念，学术界对其不做区分，在心理咨询和治疗中常被混为一谈。在流派众多的认知疗法中，哪个是合理情绪疗法，哪个是贝克的认知疗法，或者是其他心理学家的认知治疗，常常让人傻傻分不清楚。实际上，它们对情绪障碍、行为障碍的起因理解不同，合理情绪疗法将不合理信念作为引起人们情绪困扰、行为障碍的根本原因；贝克的认知疗法则认为情绪障碍的起因是认知曲解，认知曲解包括错误思维、错误信息等，归根结底是更深层次的功能失调，生活事件作为导火线，将隐藏的祸根引发出来，治疗师需要做的就是找到隐藏的祸根，采取进一步的措施，有效地解决问题。

进入扭曲信念误区

长期以来，文娜脑子里像是有一张"过滤网"一样，不管大小事情，她都能自动过滤掉所有正面的、积极的信息，把所有负面内容放入脑海，扎根在那里。比如说，一个她觉得要好的朋友再次见面却没有聊天，匆匆打过招呼便告别了，文娜左想右想，心里始终不舒服，她觉得伤心、难过，开始怀疑自己。

文娜脑海里的自动观念这样告诉她："你一定是很讨人厌，要不然，他怎么会不理你呢？以前你们在一起时，他也是讨厌你，只不过用虚伪的情谊掩饰着，没有戳破，如此说来，以前的快乐时光都是骗人的，他对你说过的话也都是谎言……他以后不会再理你了，你对人家来说什么都不是……"本来只是一件小事，那位朋友可能没有顾得上，或者有其他事情需要马上处理，文娜却把一件微不足道的事情无限放大，被一些思虑过度的想法搞得抑郁万分。

在咨询师的建议下，文娜正在学习用记录自动性扭曲观念的方法分析、改善她的认知模式。比如及时处理自动性观念中错误、荒谬的地方，确定错误类型，然后用反驳负面思维、建立正面思维的方式改变自动而来的负面情绪。举个例子，一天早上，文娜起床后，脖子睡落枕了，头也疼得厉害，她提不起精气神，情绪特别差，心里想着："今天完了，一早上就是这个状态，到了公司里，一定又要被领导批评了，不用想，这一天一定会过得非常差。"

见文娜沮丧着一张脸，文娜妈妈拿出她每天记录情绪状态的卡片来，叮嘱她别忘记拿到公司去。文娜看到她写下的扭曲思维类型，意识到自己正在犯常规的错误，比如以偏概全。睡觉没有睡好，但不代表一天也会因为落枕、头疼而过得不好，一切都在于个人的掌控。走在上班的路上，文娜歪着脖子，在心里默念着："虽然落枕、头痛让身体难受，但是我吃了妈妈准备的美味早餐，今天路况也不错，我应该很开心地上班才对，不能因为睡眠质量差就扰乱了我一整天的生活节奏。这么一点小问题就被打败，我岂不是太弱了！"

事实证明，文娜早起时的糟糕情绪到了中午就缓解了，她的落枕不仅没有被领导批评，也没有被同事笑话，相反，还招来一众关心的声音，身边人都来出主意，传授她尽快摆脱"歪脖儿"的妙招儿。午休之前，文娜的头疼就好了，午休时分小睡了一下，一下午都在精力充沛地工作着。

对于存在认知扭曲的人来说，头脑中有一套自动的负面想法，那是个体在早年经验和多年生活经历中建立起来的对外部刺激的反应模式，已经进入潜意识层面，不会被轻易察觉。但这些自动想法会在冥冥中控制人们对外部刺激的反应。因为是自动的，所以它们不会经过逻辑推理，直接出现在大脑中，而且内容多是消极的，与不良情绪直接相关。因为自动冒出来的信念包含认知曲解，貌似真实，其实并不是，患者信以为真，不知道痛苦的真正原因不是事物本身，而是扭曲的认知带来的功能失调。

在观察抑郁症病人时，贝克发现了病人的负面自动想法，他认为这是患者认知曲解的表现，于是，改变患者抑郁症状的治疗就要从改变认知过程开始。用新的、现实的积极认知取代原本的不良认知，患者的情绪就会相应地好转，态度和行为也会随之发生变化。当然，最关键、也是最困难的部分就是用新认知取代旧认知，首先，患者要认识到自己想法中包含的逻辑错误，并且愿意跟着治疗师的步伐努力改变，如果患者本身固执己见，主观不愿意努力，任凭多高明的大师也无济于事；其次，由于患者的旧认知早已进入自动化过程，改变不是一朝一夕能实现的，需要患者坚持自省，配合完成治疗任务，长期坚持才能出现彻底的改变。

就像一个人无法读一两次就背下来一篇古文，患者也无法简单操作几次就构建出新的信念。在具体操作中，需要反复阅读、反复演练、反复记忆，直到新的认知如旧认知一样成为潜意识的一部分，能够自动化提取。遇到应激情况时，不需要费力思考，合理的认知就会自动出现。任何行为，只要不断重复，不断加强，最终会变成一种习惯，虽然构建新的信念不是一件轻松的事，但是下定决心，构建新的认知模式，避免进入扭曲信念的误区并非不可能的。

停止自我否定

　　走出校门的 7 年，曾经被徐威认定是他人生中最辉煌的岁月。7 年里，他的职位 5 年升了三级，和同期的毕业生相比，他拿着丰厚的薪水，出差住在高档的商务酒店里，与诸多商业界名流打交道，光怪陆离，纸醉金迷。那时候，他真的以为那就是属于他的生活，他觉得自己已经变得和他每日见面的人同样优秀，认为已经没有人能比他更好，更出色。偶尔的瞬间，他会自卑，好像梦幻一般处在人生顶峰，转念一想，他又觉得那将是他璀璨人生的起点，他又骄傲起来。

　　7 年里，徐威疏远了读书时代的朋友，在他眼中，那些苦哈哈地工作着，拿着微薄薪水的穷小子们已经配不上他的身份；7 年里，他有心无心地交过几个女朋友，有过无数次露水情缘，可他没有找到那个能配得上他，可以作为他妻子的女人。混迹在金钱至上的世界里，徐威渐渐放下他的真诚和朴实，他要奢华、要排场、要众星捧月，想象自己是那颗耀眼的星，可惜，他忘记了只有恒星能自行发光，依靠他人温暖的星是不会永久闪亮的。在一次内部调整中，向来独来独往、树敌众多的徐威成了人事斗争的牺牲品，他失业了，同时失去了他飘在云端的生活。

　　从忙碌的状态中剥离出来，徐威想要休息一下，调整状态再重新出发。

没想到，他这一休息就再找不到重新起航的动力。他找不到朋友，也找不到爱人，在父母身边住了一个月，他带着满满的负能量离开，可是无边的痛苦让他找不到方向。

看着其他人一步一步踏踏实实地往前走，徐威戛然而止，停在飞行途中，任谁安慰也无法打消他泛滥的负能量。他质问自己，到底做错了什么？哪句话说得不对，还是哪个案子没有处理明白？为什么前一秒还飞在天上的他，此刻会重重地摔在泥土里？他怀疑自己，否定自己，并陷入抑郁之中，他选择逃走，从一座城市到另一座城市，结果发现附在他身上的魔咒从来没有解开过，逃离的是物理空间，他的内心世界依然一片昏暗。

抑郁了一年多，徐威觉得走在路上的任何一个人都比他有用。清洁工清扫街道，修车工帮助爆胎的司机师傅，而他只能像行尸走肉一般晃来晃去，什么都做不了。和清洁工、修车工相比，徐威觉得自己什么都不会，一无是处，连一个足以谋生的技能都没有。接受治疗后，徐威依然无法工作，但他渐渐发现，7 年里他一直忽略的东西是踏踏实实地做好每一天的工作，认认真真地对待生活。看着昔日朋友结婚、升职、生子，进入人生新阶段，徐威觉醒了，他觉得自己失去了太多，必须用此刻的一分一秒补回来。

停药后，他开始锻炼身体，从简单的慢跑到复杂的器械运动，一开始，他是想让自己无力的四肢变得有力量些，渐渐地，他从健身锻炼中找到了生活的真实感。他报名参加了两门夜校课程，不是为了拿到文凭，而是想要重新找到努力、付出、脚踏实地朝着目标前进的自己。

15 个月后，徐威没有自杀，且仍与时不时涌出来的负能量相伴，但他已经能够中和掉那些负能量对他生活的影响。他从每日有规律的生活中找到了快乐的感觉，从每一次的点滴进步中找到了自己的价值。

在抑郁症里徘徊了 3 年，徐威迎来了他的人生节点：婚姻。妻子是他病重时忠实的陪伴者，也是他再次起航的导师。婚姻的喜悦并没有帮他告别疾病，情绪低落时，他还是什么都做不了，不同以往的较劲、倔强，他已经接受了自己的无能与无力，什么都做不了，他干脆放任自己什么都不做。如果陷入自我矛盾，他就自我辩驳，不断问自己：这样的结果就是你想要的吗？做到这一步你就觉得满意了吗？是不是还有方法能够做得更好？不断地质问自己后，他往往能找到一些不同于以往的思路以及随之而来的行动方案。

　　治疗到第5个年头，徐威的症状稳定了许多，他创立了属于自己的公司，有一份小事业，还有了一对双胞胎女儿，昔日的地狱般折磨还时不时地冒出来啃噬他的内心，偶尔的挫折和不顺利也会让他情绪低落。幸运的是，徐威已经做好与抑郁症相伴的打算，他不再过高估计自己，或者否定自己，把自己贬低得一无是处——"如果它（抑郁）打算陪我一辈子，我也愿意奉陪！"这是徐威常对他的治疗师说的话，也是他的生活态度。

　　认知疗法讲究人生在多个方面的平衡。一个人的幸福生活，不仅包括事业的顺利、目标的达成，还包括亲密关系的建立，保持身体健康，如同支撑一张桌面的桌腿，支撑物的数量越多，人生的幸福就越稳固。如果抛弃一切，孤注一掷，如徐威那般，只求事业成功，抛弃一切亲密关系，一旦事业遭遇挫败，整个人就会被彻底击垮。

　　当然，遭遇挫折之前的预防与遭遇挫败之后的治疗并不是一个问题。如徐威这样，因为失去唯一的生命支撑而患上了抑郁症，长期沉浸在情绪低落、身体无力的状态中，觉得自己无用无能，无力改变现状，甚至想过去死，认知行为疗法能做什么呢？答案是行动！认知疗法强调的是行动，想要不在死循环里打转，周身盛满负能量，最好的方法就是行动起来。

举个简单的例子，因为对某件事的意见不能统一和伴侣吵了一架，可以自省：吵架真的能解决问题吗？还是只是为了某一目的进行的情绪发泄？想通了问题，把思维化为行动，坐下来谈一谈，将负能量变成正能量，不仅能化解矛盾，还能拉近彼此的距离。再比如说，一个合伙人在合同到期后找了其他人合作，论谁都会受伤和难过，敏感者还会自我怀疑一番，自问"是不是我做得不够好，所以才失去了合伙人"。正常的心理反应是难过归难过，伤心归伤心，但不至于陷入无法自拔的地步。与其难过，不如行动，自问是否有方法修复合作关系？如果不能，重新寻觅新的合伙人。不管怎样都好，行动永远比自怨自艾有效果。

在行动的同时，不要忘记自我激励。咨询师会对患者提出激励，以帮助患者恢复自信心，如果没有严重到需要咨询师提供帮助，自我怀疑者和自我否定者要记得时常自我激励就好。比如，因为设计作品不符合主题要求被退了稿，自我安慰道："我已经很不错了，一个非专业的人，全靠业余时间做设计，问题只是出在理解偏差上。"

每个人都在期待得到他人的认可，得到上司的称赞，进而升职加薪，走上人生巅峰；得到朋友的认可，进而找到自己的位置，获得内心自尊和成就感的满足。可是很多人忘记了，在得到他人认可之前，至关重要的是得到自己的认可。对于自怨自艾、沉浸在抑郁情绪中，无法摆脱人生无力感的人来说，首先要做两件事：第一，停止自我否定；第二，行动起来。思维上的改变带来行动上的改变，然后才能走上自我救赎之路。

行为与信念之间

今年读中专二年级的菁菁在自习课上写了一封"绝笔书"，被同桌悄悄发现递给了老师，在教室里引发了一阵骚动。老师和菁菁的父母都不知道，为什么向来乖巧懂事的菁菁会萌生"不想活了"这么可怕的想法。菁菁被父母接回家里后，便被带到了心理咨询中心，父母希望向来以解决中学生、大学生心理问题著称的心理咨询师孙老师能够帮菁菁一把。

从来访者调查表上看，菁菁是一个普通的 18 岁女孩，从出生起一直和父母一起生活，体态正常，家庭完整，没有家庭病史和重大躯体疾病史。一家三口中，菁菁的父亲是一位家具商人，母亲是一位中学教师，在管教女儿方面，父亲极尽宠爱，母亲则较为苛刻，希望她能像舅舅家的表姐一样优秀，因为对孩子的教育理念不同，二人经常起争执。

从孩童时起，菁菁就对学习很感兴趣，属于中上等学生，但是她的成绩不能得到母亲的肯定，母亲要求她和最优秀的学生相比，无论在哪个学校都要做"最拔尖"的那一个。菁菁一直被母亲这样苛刻地要求着，导致她对自己一点信心都没有，不管怎么努力，她都没办法让自己变成人群里最优秀的那一个。

考高中失败，菁菁进入中专学校学习护理专业，对这一结果，菁菁的母亲有一百个不满意，不是说菁菁脑子太笨，天生不是尖子的料，就是说菁菁不懂得考试的技巧，别人连蒙带抄都能考入重点高中，她却连普通高中都考不上。在母亲的打击下，菁菁对自己更没有信心了。

在学校里，她对什么都提不起兴趣，她学不会操作要领，埋怨课本太艰深，自己看不懂。一个学年下来，她挂掉了两门专业课，最惨的一科只考了 36 分。一个暑假，菁菁一直被妈妈数落，说她只懂得吃饭和睡觉，像她这样的人，活着只是让父母跟着操心，对社会一点益处都没有。每日被母亲打击着，菁菁每天看着日升日落，只觉得活着没有意义。

新学期开学，课程又增加了两门，菁菁感觉压力巨大，她曾经暗暗发誓，要努力学出一个样子来，给母亲看看她的真实能力。她拼命学习了一阵子，效果不甚理想。菁菁无法集中注意力听课，大脑好像许久没上油的机器，整个锈掉，一点都不好用。学习状态不佳，菁菁渐渐失掉信心，她时常跟身边的同学说："像我这样的人，根本就是白痴，活着也没什么意思。"一个多月下来，菁菁除了偶尔上网打打游戏，大多数时间不是在床上躺着，就是在教室里睡觉，原本她喜欢打羽毛球，喜欢唱歌，现在她对这些活动也提不起兴趣了。

在写下"绝笔书"之前，菁菁因为实践操作不当，被老师教训了一顿，可能是老师说话比较重，菁菁大哭了一场，跟同桌说，她不想继续做一个没用的人，她不想再听别人骂她是废物。没过几天，菁菁请假出了校门，夜里也没有回宿舍，第二天，她的同桌在她的书桌里发现了一封写满了"不想活""去死"等字样的绝笔书。

显而易见，菁菁并没有自杀的念头和决心，她的情况属于严重心理问题，主要问题不是寻死觅活，而是缺乏自信、学习困难、情绪低落、适应不良，伴有抑郁情绪。菁菁出现这一系列情况，有环境的因素，如她母亲多年来对她的严苛要求，打压式的教育；也有她的个人因素，如喜欢把所有事情归因到自己的"没用"上面，不能正确对待生活中遇到的挫折事件，如成绩不如意、努力学习成果不佳等。

第一次约谈结束，孙老师分析了她的情况，确立了三个短期咨询目标，即缓解来自学业的压力、消除不良情绪、增强自信心，增强人际交往能力和社会适应能力。孙老师从会谈中发现，菁菁是一个特别在乎他人评价的女孩，由于缺乏自信心，她对周围环境的一举一动都特别敏感，从认知疗法入手，或许可以从认知、信念等方面找到引起她心理问题的根源。

目前较有影响力的认知疗法主要有三种，分别是艾利斯的合理情绪疗法、贝克的认知疗法和较晚出现的接纳承诺疗法。在这三种疗法中，贝克的认知疗法是应用最广泛的治疗方法。总体来看，认知疗法的治疗包括三个基本的治疗步骤：帮助患者认识思维活动和情感之间的关系；帮助患者消除不正确、歪曲的思维；帮助患者发展适应性的思维方式，建立适应环境的反应模式。三者的区别在于在治疗过程中采用不同的认知技术、行为技术。

比如贝克的认知疗法，一般分为四个治疗步骤，首先，建立治疗目标。治疗师确定患者的不良认知—情感—行为类型，并且在这一问题上与患者达成统一的意见，确定矫正后希望达到的效果，包括思维、情感、行为方面的变化。其次，矫正适应不良的认知。治疗师帮助患者建立新的认知、行为模式，替代之前适应不良的认知、行为模式。然后，通过治疗作业等方式强化新的认知，在现实生活中实现新认知与原有认知的对抗。有一个较常用的方法即想象法——让患者在想象的环境中处理问题，或者在模拟的环境中用新的认知模式处理问题。最后，患者要对自己的认知改变做出评估，能够对自己的行为、认知进行自我监察，评价自我效能和在处理认识、情境问题中的作用。

在治疗效果上，认知疗法不同于行为疗法，治疗师关心患者的行为矫正效果，而且重视实现患者认知—情感—行为三方面的和谐。不同于精神分析疗法，认知疗法看重意识而不是无意识，治疗师的任务是帮助患者找到导致适应不良的认知，并且提供技巧、训练方法以矫正这些认知，使患者更接近现实问题，随着不良认知的矫正，患者将在实际生活中受益。

贝克坚持的认知疗法以患者的当下作为关注点，首先缓解患者的症状，解决最紧迫的问题。治疗的根本目标是发现错误观念、纠正错误观念。不同于艾利斯强调的"不合理信念"，贝克使用了"不正确的结论"这一名词，他认为功能不良的思维、信念会影响人的情绪和行为，是因为它们干扰了正常的认知过程，而不是因为这些不良思维、信念是不合理的。

咨询最开始，咨询师扮演的是诊断者、教育者的角色，以引导为主，帮助患者发现自身问题，并安排特定流程，帮助患者改变不适应的认知方式。在咨询过程中，咨询师用提问和自我审查的方法确定患者存在的问题，条分缕析地检验患者的错误观念。在行为矫正方面，贝克运用了行为主义疗法的一些技术，以此改变患者的行为，使其在实际生活中用这些方法获得积极的体验。

改变错误观念之后，用布置认知作业的方式让患者对自己深层次的错误观念进行分析，平日里观察自己的活动和情绪反应，记录下来，用以做进一步的评估和反省，还可以对新建立的认知进行巩固。因此，认知疗法可以有效地解决一般心理问题，如焦虑症、恐怖症、考试前紧张焦虑、情绪愤怒和慢性疼痛，对解决神经性厌食、性功能障碍和酒精中毒也有一定的效果。

海耶斯的 ACT

在认知疗法之前，每一种心理治疗方法都可以论上流派和出处，如精神分析流派中常用的自由联想、释梦、解释等，行为主义理论坚持的经典条件反射、操作条件反射以及之后的变体。到了认知疗法这里，由于理论众多，操作和技术上各有侧重，故认知治疗并不是一个系统的心理学学派，而是一种心理治疗体系。

认知治疗体系的理论基础是认知心理学的信息加工理论模式。20 世纪50 年代中期，随着计算机技术的发展，认知心理学尝试用计算机的运算机制来解释人脑的运作，因此，认知心理学强调信息输入、信息输出之间发生的心理过程，研究对象也变成记忆、注意、感知、知识表征、言语等高级心理过程。

不同于行为主义心理学对人的内部情况的忽视，认知心理学研究认知，而且把认知分解为一系列阶段，每一个阶段都是一个特定的输入信息的单元，人的反应则是这一系列阶段和操作的产物。随着认知心理学的发展，另外还有平行加工理论和认知神经心理学等从认知角度解释人的心理过程的观点。

前文介绍过艾利斯的合理情绪疗法，在此略过，这里我们就重点介绍一下目前心理学治疗领域中的尖端技术——接纳承诺疗法。接纳承诺疗法（Acceptance and Commitment Therapy）简称 ACT，由美国内华达大学临床心理学教授斯蒂文·海耶斯创立于 20 世纪 80 年代。接纳承诺疗法被看作心理治疗领域的一场变革，是认知行为疗法的新发展，也是目前最流行的心理治疗方法之一。

ACT 是继行为疗法、认知疗法后美国兴起的第三波心理疗法，不同于传统的聚焦于改变外显行为，把人当作动物看待的行为疗法——过于简单，充满局限，无法解释语言、高级认知等高级心理过程；也不同于聚焦矫正人们歪曲的认知，但是治疗效果并不明显的认知疗法，ACT 走了一条不同寻常的道路。以往的心理治疗把消除症状、解决问题当作治疗目标，治疗过程盯着患者的症状，ACT 则选择接纳症状，患者遭遇的问题本身并不成为问题，需要处理的是患者与心理症状之间的关系，是控制，还是回避，或者采取其他手段。

海耶斯在成为心理学家之前，也遭遇过心理问题的困扰——惊恐发作。早年他在北卡罗来纳大学心理系担任助教期间，曾经在一次学术会议上经历了一次惊恐发作。原本准备在学术会议上发言的海耶斯，面对台下的观众，他突然一个字都说不出来，心脏剧烈跳动，让他误以为自己突发心脏病。那一年，他二十九岁。海耶斯原本就有焦虑症，每当想到要演讲时，他就会因为焦虑而紧张，在那之后的一个星期里，他再次出现了同样的症状。后来，他虽然能伴随症状生活，但是焦虑导致的过度紧张反复发作，严重时他无法正常说话，连日常生活中简单的小事，如乘坐电梯也变得困难。

自身存在的问题促使海耶斯寻找摆脱病症的方法，在承受焦虑障碍带来诸多不便的同时，他逐渐学习接受焦虑，把它看作自己的常态。或许正是因为自身的独特经历，海耶斯才成为一位杰出的心理学家和心理学临床治疗师。如今，海耶斯成为接纳承诺疗法的创始人，并且多年没再出现惊恐发作。他不仅治疗了自己的心理障碍，而且写出了二十多本专业著作，治疗了无数来访者，培养了一大批秉持接纳承诺疗法的临床治疗师。

ACT 的基本观点就是"幸福并不是人生常态"。对普通人来说，接受眼前的烦恼而不是一味地逃避，烦恼本身就会发生变化，或者说，人们与烦恼之间的关系发生了改变。对一个心理疾病患者来说，瓦解内心困扰的前提是接纳自己的精神烦恼或者疾病，正因为许多人不愿意接受已经发生的事实或者已经出现的心理问题，所以才出现困扰情绪、情感的症状。

整体来说，ACT 的理论是行为主义的，但是比最初的行为主义深刻得多。海耶斯和他的同事们将有关人类语言、认知的关系框架理论和功能性语境主义（现代行为分析的概念之一）作为 ACT 的哲学基础，把人类的心理问题看作语言、认知与人们生活环境之间的交互作用导致的心理上的不灵活。ACT 继而用正念、接纳、认知解离、以自我为背景、明确价值和承诺行动等治疗技术，帮助患者恢复心理灵活性，投入有价值的生活。

抛开艰涩的理论，简单来说，一个人终其一生与所处的物理环境、社会环境、生物环境和文化特征交互作用，这些交互作用也会影响人的心理状态。ACT 就是告诉人们"烦恼即菩提"，一切精神困境最终都将导引人们进入断绝烦恼、涅槃重生的境界。听起来，来自美国的 ACT 似乎有了一丝佛学的味道，实际上，海耶斯在他的专著中的确引用了一些佛学用语，比如"多言多虑，转不相应。绝言绝虑，无处不通"。ACT 理论认为人类处于痛苦之中是常态，谁都无法逃避烦恼，这种观点暗合佛学中所讲的"苦谛"。

不过，ACT 毕竟是从实证研究和实验操作中得出的心理治疗方法，和在顿悟中建立，在修行中发展出来的宗教有很多区别。只能说，ACT 理论受到了佛学理论的一定影响，海耶斯也愿意引用一些佛学概念对他提出的心理学观点加以解释和说明。

学会接受自己

"我是一位焦虑症患者。"这是李曦对自己的诊断，从神情上看，她对自己的这一诊断没有十足的信心，显得焦虑重重。

李曦是一位财务顾问，35岁的她正处在事业的上升期，可是她同时也需要扮演好两个孩子的母亲这一角色。为此，她长时间寝食难安。在公司里，她惦记着留在家里的两个孩子；回到餐桌上，她又放不下手机，时不时担心有工作上的往来邮件需要签收。在公司里，她要承受来自老板的压力，应对散漫、随性的下属；回到家里，她还要面对来自婆婆的"拖后腿"，婆婆每每冷嘲她一次，她就内心翻腾，怀疑自己的人生道路选择是否正确。

面对咨询师，李曦自陈："我已经很努力了，为什么所有人都对我不满意，不管我做得多么好，永远有人站出来批评我，否定我，有时候，我觉得一切来自我的小题大做，但同样的事情发生过多次，我已经没办法劝说自己了……真的是我太蠢了吗？其他人可以轻松搞定的事情，在我这里就显得特别艰难！"由于在一次会议上情绪失控，老板对她提出警告，李曦愈发焦虑不安，她坚持事业与家庭兼顾的信念也开始动摇。

"关于你说的这些情况，你自己都做过什么改善状况的努力？"咨询师问道。

"我知道自己神经过敏，比其他人更细致，也更敏感，于是就时常劝说自己，不要总是想太多，不要小题大做，凡事尽力就好，可惜只能起一时的作用，我也不知道怎么办才好……"李曦懊恼地说，显得非常沮丧。

"是否可以这样理解，你时常责备自己，认为自己做得不好？"

"算是吧，我的确觉得自己做得不够好，如果一切完美的话，就不会有那么多人对我不满意了。"

"那你的目的是什么呢？我是说，责备你自己？"咨询师第一次问，李曦似乎没有理解他的意思，咨询师又重复了一次，李曦若有所思地想了一会儿，说："可能是，我想让自己停下来吧，停止这种焦虑、担忧，太在乎他人眼光的状态，我想活得自在一点，洒脱一点，完全按照自我的方式活着，而不是看他人的眼光，在意他人的评价。可是我很没用，我做不到。"

"你现在过的生活不是你希望的吗？在结婚生子后依然保持工作热情，在事业上有所建树，这是你上次跟我说的。"

"的确，这是这么多年来我唯一的坚持，为了这个坚持，我承受了许多，并不是说完全无法承受的痛苦，但的确是非常痛苦。我现在每个星期最多能工作 50 个小时，而我的同事，我是指那些和我有竞争关系的年轻人们，他们每个星期能够工作 80 个小时，我怎么和他们竞争？即使这样，我依然觉得对不起我的女儿和儿子，我花在工作上的时间越多，陪伴他们的时间就越少，孩子只长大一次，我不能陪在身边，我会遗憾一辈子的……"

每次会谈到了尾声，李曦都像关不住的水龙头一样，把她的遭遇一遍一遍地说给咨询师听。她是一个口齿伶俐、极善言谈的职业女性，言语中透露着自信，甚至有些傲慢，可她又是一个有些缺乏自信的人，过分在意他人，对自己要求特别高，一旦遇到挫折便开始自我怀疑。

第二次会谈结束，咨询师对李曦说："你有没有想过，或许这样的生活就是你选择的生活方式！同时伴有成就感和挫折感，有些五味杂陈，却丰富多彩。"

"您的意思是说，我是天生受虐体质，自己找虐吗？让一堆破事儿整天折磨着我？"

"不，我的意思是，生活本身就不会是完美的，毫无瑕疵，满眼美好，这不过是人们对生活的想象！幸福并不是人生常态，焦虑与紧张才是现实本身，这样的道理，你肯定早已懂得。令你痛苦的，可能只是你的理想，而不是眼前的生活。"

李曦若有所思，与咨询师约定下一次会谈时间，看样子，她准备认真考虑下这个问题了。

ACT 理论提出的一个病理模式就是认知内容和认知对象的混同，解释与事件本身的混同，李曦的状况并非她自己诊断的那样——焦虑症，她只是陷入了认知的病理状态而已，把心目中对理想生活的期待作为框架来衡量现实生活。认知内容和认知对象的混同，简单来说，一个人的想法的核心不在于内容是什么，关键是当事人与所想事物之间的关系。拿强迫症来说，患者的纠结根本在于把内心想法当成现实，忘记了内心期待不过是想象，并非实际存在的客观情况。

ACT 的治疗针对认知内容和认知对象的混同这一病理模式，还针对不断回顾过去的错误、担忧可怕将来的概念化既往与将来、自我狭小、行为不灵活的概念化自我、缺乏明确的价值、生活被过程目标消耗等心理病理模式。治疗的具体过程包括接纳、认知解离、关注当下、观察的自我、价值观和承诺行动。所谓接纳即接受自己与一切，不管是痛苦的感受、情感的冲动，还是可怕的意念，不去抗拒，不去控制，不去逃避，而是以一种积极的容纳态度接受。接纳不是容忍，因为它是积极的。

认知解离即将自我从思想、意象和记忆中分离，客观地看待外界事物和自己的思想活动，思想是一种方式，类似于语言和文字，其重要性不在于思想的意义，而是一种途径。ACT 疗法鼓励患者关注此时此刻的环境、心理活动，以直接经验的方式感知世界，增加行为灵活性。正念技术、隐喻和经验化过程这三种 ACT 治疗技术能帮助患者达到观察的自我，即选择不同的视角关注自身的真实经验。

价值观贯穿在行为当中。在价值观导引下实施的行动是具有建设性的，行动不是为了逃避痛苦，而是用以建构未来的生活方向。承诺行动作为一种治疗策略，其目的是帮助来访者选择符合自身价值观的行动进行改变，遵从个人选择，但是每一个人都要对自己的行动负责任。承诺行动在一步一步的建构过程中，为患者建立一个诚实的生活，帮助患者对行动负责。在具体情况中，可以以短期目标、中期目标、长期目标为治疗计划，设立与价值观一致的目标，使心理会谈或者心理治疗更具目的性。

放弃绝对化要求

今年 42 岁的陈青山被他读高中的儿子东升气得半死，他拖着东升去找心理老师，一口咬定儿子得了抑郁症。结果，心理老师和东升聊了一会儿，没发现东升有抑郁症状，却发现陈青山的问题不小。

陈青山对儿子大动肝火，原因很简单——儿子早恋。今年就读高中二年级的东升和同班一位女同学谈恋爱，两人到酒店开房，结果被东升的班主任碰见，通知了陈青山，他一见到东升，二话没说就扇了他一巴掌。

回到家里，陈青山又狠狠地批评了东升，因为有妈妈护着，东升嘴巴特别硬，坚持认为自己交女朋友是正常的，出去开房间也没什么大不了。陈青山气得火冒三丈，没想到平日里看起来乖巧懂事的儿子竟然生了反骨，把他打了一顿，还和妻子大吵了一架。

其实，陈青山并不是简单粗暴的专制型家长，他早年工作常出门在外，对东升照顾不够，不过东升妈妈一直把他照顾得不错。东升小时候很听话，学习也不错，陈青山带他出去玩，父子俩也能开开心心地聊天，彼此交流心事。

东升上了高中后，陈青山发现儿子不喜欢和他交流了，心里有话也不说，问他也只有一两句简单的回答。陈青山觉得东升只是长大了，不再像小孩子一样跟在父母身边，没想到他不仅学习成绩下降，而且还做出了这么出格的事情。

被陈青山揍了一顿，两人进入冷战状态，像陌生人一样，一句话都不说。持续了 20 多天，东升像没事儿人一样每天去上学，陈青山却情绪郁闷，气闷头痛，不到半个月，整个人憔悴了许多。和心理老师会谈时，心理老师问他："你觉得你的情绪状态和东升的情绪状态相比，哪个更好一点？"

"当然是他了，没心没肺地活着，什么事儿都不想，可不是吃得香、睡得下！"

"这么说来，你的状态不太好了？"

"你看我这个样子是状态好吗，你想想，如果你生个儿子，结果他一点都不听你的话，学习成绩不好，学人家谈恋爱，还出去开房，你开心得起来？"

"陈先生，请你不要激动。你是想来解决问题的，对吧？"

"我解决什么问题，我是想让你治治这兔崽子，让他乖乖听我的话，赶紧收收心，把心思放在学业上。这么下去，还考哪门子大学？"陈青山说着又激动起来。

"你的意思是，东升是你的儿子，就什么事情都要听你的吗？"

"废话，我是他老子，儿子听老子的，天经地义。"

"陈先生，你有没有想过，东升已经 16 岁了，他有自己的想法……"

"什么是他自己的想法？带女孩子出去开房间是他自己的想法？一个学生，脑子里整天想这些事情，我不骂他，难道还鼓励他，纵容他不成？"

"这么说吧，按照你的理想要求，你觉得你的儿子应该是一个什么样的孩子呢？比如说，你想要他有哪些品质，哪些成绩？"

"我想他成绩全优，考上清华呢，他不是那块料啊。"

"陈先生，我没有跟你开玩笑。"

"我也没有开玩笑，东升小时候，我是希望他能好好学习，考个清华北大之类的，只不过，这小子越长大越不争气，成绩忽高忽低，愿意学了，成绩就好一点，贪玩一段时间，成绩马上就下来了。我现在对他的要求已经降低了很多，给我保住年级前50名，高考考个一本院校就行，还有就是，读书时不能谈恋爱！"

"可事实是，东升上一次大考的年级排名是第345名，至于谈恋爱……你不觉得你对东升的要求过分绝对化了吗？而你之所以每天愁眉苦脸，焦虑痛苦，也是因为你不愿意停止用你的标准要求东升。"

"所以我才揍他嘛，一天天一件正经事儿不干，我不揍他怎么能行！按理来说，我早就应该对他狠一点，如果不是他妈整天护犊子，他绝对不会混成今天这副德行……"

……

陈青山和心理老师聊了一个下午，从言谈举止之间可以看出来，他是一个强势且非常自以为是的父亲，带着绝对化的要求培养着儿子。从其他方面也可以看出来，他在工作中喜欢用"永争第一""绝对成功"等口号激励员工，对于妻子管教儿子，他也常用命令式的沟通方式，仿佛他妻子只是执行他命令的员工，而不是与他一起养育孩子的伴侣。尽管心理老师劝说他尝试用平等的方式与东升沟通，但他并不愿意放下"老子"的姿态，更不愿意向一个明明有错却死犟到底的"兔崽子"低头。

绝对化的要求是合理情绪疗法中的三个不合理观念之一，指人们从自己的意愿出发，对某一事物抱有必定发生或者必定不会发生的信念，比如说，"我认为你应该拿到第一名，不这样很不好""我一定是这群人里最优秀的，没有人比我更厉害""你必须对我好，否则你就不是我的朋友"……

这种绝对化的要求常以"你必须""我应该"这样的句式出现，不管是对自己还是对他人，都有一种绝对的、不可变更的要求。绝对化的要求实则是当事人过分强调自己的立场和利益，把自己的心理需要强加在他人的身上，要求他人和客观环境都要跟随他的意志发生变化。很显然，这是不可能的。

仅凭常识都能让人明白，没有什么事情是必须、应该的，一个人也不可能在每一件事情上都成功，更没有人能让周围的人和事物都跟随自己的意志发生变化。持这种不合理信念的人以自我为中心，用自己的标准苛求他人，渴望控制他人，结果只会让自己困在死板的思维空间中。试问，世界上的人哪一个不是有自己的想法和选择，且不论这些想法与选择的对与错，任何人都没有权力去苛求和左右他人，要求他人"必须"如何如何。同样的问题放在自己身上也是一样，一个人永远用"我必须""我一定"的思维方式要求自己，其内在世界是非黑即白的，一点缓冲的余地都没有，最终受苦的也是自己。

合理情绪疗法改善的不只是绝对化的要求，还有过分概括化和糟糕至极。无论是哪一种情况，合理情绪疗法的目的是让当事人在认识上澄清，许多事情并非如个人思考的那般模样，有些事情一个人可以做到，但大多数时候不行，在大多数情况下，我们只能面对、接受，不管是好的还是坏的，当无法改变外界、他人时，我们只能通过调适自己以积极地适应环境。所谓改变能改变的，接受不能改变的，道理说起来简单，可惜有些"固执"的人就是无法走出自己的思维误区。

技术辅助治疗

今年 38 岁的周礼杰在他的第一份来访者登记表上写到"社交恐怖"，到了第二份登记表，他又改成了"酗酒"。其实，这两样他都占了。多年来，周礼杰一直有喝酒的习惯，并且在离婚后的一年里逐渐加重，演变成了酗酒。为了坚持工作，他不得不忍受严重的焦虑情绪，可是，酗酒和糟糕的情绪状态还是把他逼到了失业的边缘，他被人事部门警告说，如果不能尽快戒酒，他的职位将由其他能够胜任的人接替。

第一次会谈，周礼杰满身酒气地出现在咨询室里，被治疗师劝说回去。他们约定了下一次见面的时间，治疗师提出要求，一定要在头脑清醒的状态下会谈。周礼杰痛快答应，第二次会谈时，他看起来很清醒，而且剃干净了胡子，整个人看上去清爽许多。

治疗师问："你的登记表上写着酗酒，可是之前一份写的是社交恐怖，你到底是因为什么来到这里呢？"

"其实是什么都不重要，我还能写一大串名目上去，我体重超标，严重焦虑，还有失眠。"

"这么说，你的确是出了一点问题。"

"不是一点，而是糟透了，我的生活出了大问题。"周礼杰说。

"那么，你准备从哪里开始说起呢？"

"先说社交恐怖吧，其实酗酒是人事部的人要我写的，我因为喝醉酒耽误了工作，才被要求就医的。其实喝酒并不是我的大问题，哪个男人不在心情糟糕的时候喝两杯呢，你说是吧？"

"那好，说说你的社交恐怖吧。"

"就是害怕到人多的地方去，也不怎么见人。在过去十年里，我一直小心翼翼地生活着，尽量回避出现在大庭广众之下，你知道，搞不好我倒在地上，全身抽搐，口吐白沫，那不是很惨、很丢脸？"

"你之前出现过这种情况？"

"有过一次，但没有口吐白沫，只是晕过去了。"

"这也是你带着那位朋友一起来咨询的原因吗？"

"算是吧，至少他可以帮我打理一些我不擅长的事情，你知道，要见到你好像不那么容易。"周礼杰顺便抱怨了一下接待程序的烦琐，在见到治疗师之前，他前后填了四张调查表，这令他非常不耐烦。

"你觉得，你的酗酒和社交恐怖有关系吗？"

"我不知道，我只是觉得喝酒会让我舒服一点，我每天面对着一堆机器，喝酒让我觉得工作没有那么寂寞。"

"据我所知，与你同时段工作的同事至少有二十个人，和二十个人一起工作，也会觉得寂寞？"

"别提那些家伙了，我最讨厌凑在人堆里了，和他们待在一起，还不如我自己喝酒呢！"

"由于你这样做，或者说，由于你的症状，你一直在让别人为你服务，你发现了吗？"

"什么意思？"周礼杰一脸疑惑。

"第一，你每次都请你的朋友陪你来这儿，不知道你去其他地方，比如商场、车站是否也需要他人陪伴；第二，你因为在工作时间酗酒，多次出现工作意外，在你离婚之前，一直是你的妻子接你上下班，我没有说错吧？"周礼杰点头，治疗师继续说："听起来，你一直是很无力、很依赖他人的样子，除了照看机器这份工作是你自己独立完成的，其他方面，好像离开他人就不行了。"

"或许你说得对，但这和我没办法与人交往有什么关系？我只是想让自己舒服一点，就这么简单。"

"也可能，事情不像你想的那样简单。"

会谈结束后，治疗师发现周礼杰所说的酗酒也好，社交恐怖也好，一半真话，一半假话。治疗师从他的朋友处了解到，周礼杰向来不喜欢与人交往，也不擅长处理复杂的人际关系。离婚之前，他除了上班下班，其他事情全部由妻子打理，自从他的妻子离开他，他就一蹶不振，原本只是累了、乏了喝点酒，慢慢地变成了嗜酒如命，和周围人的关系也更加疏远了。

且不论周礼杰因何变成了如今的模样，治疗师依从他的意愿，以治疗酗酒为最终目标，为他安排了十个星期、每个星期一次的治疗计划。三个多月后，周礼杰彻底戒掉了酗酒的毛病，并且拿到了一份为期五年的新聘用合同。

认知行为疗法在实际操作中有一些具体的认知技术和行为技术，认知技术包括认识自动思维、列举认知歪曲、改变极端的信念或原则、检验假设和积极的自我对话；行为技术比如为来访者做等级任务安排，与来访者协商合作完成日常活动计划，运用评估方法和教练技术辅助完成整个治疗计划。其他技术还包括自信心训练、脱敏、示范、角色扮演等，治疗师需要根据具体问题做具体分析。

认知技术也好，行为技术也好，都是为了辅助治疗，改变来访者的认知，以完成治疗目标为目的。因此，技术的选择、应用并没有限制，治疗师也会根据自身特点、个人偏好和治疗效果等综合因素对具体技术进行取舍。

认知疗法非万能

近年来，认知行为疗法、ACT 疗法等认知领域的心理治疗技术得到了广泛的认可，尤以贝克倡导的认知疗法在心理治疗领域日益变得重要。认知疗法成功于对抑郁症的治疗，除了个别需要医学干预的严重病例，认知行为疗法对抑郁症的效果非常显著，和其他治疗方法相比，患者更不容易反复发作。

随着认知疗法的流传，人们渐渐发现，但凡因特定思维方式造成的心理问题都可以用认知疗法治疗，而且效果显著，比如焦虑障碍、特定恐怖症、强迫症、情绪障碍、嗜睡、酗酒、药物依赖、饮食障碍、创伤后应激障碍等。对于那些自尊水平比较低的人和婚姻存在问题的人，也可以通过认知疗法找到解决之道。

选择认知疗法，首先要确立明确的治疗目标。认知疗法以恢复来访者的社会功能为首要目标，简单来说，就是帮助来访者解决情绪、情感问题，摆脱不合理思维或认知曲解带来的困扰，能够正常地参与日常生活，不影响工作、生活、交友等。在这方面，认知疗法的治疗效果不输给任何一个流派的治疗方法，比如和精神分析方法比，认知疗法疗程短，相应地，治疗成本也会降低很多，更容易让受困于心理疾患的普通人受惠。

在临床实践上，个别需要药物干预的病症如社交焦虑，以认知疗法配合药物治疗效果更好；而在一些用药不用药两可的病症上，认知疗法能取得与用药干预相似的效果。在对一些重大精神障碍和心理问题进行治疗时，认知疗法可以作为辅助手段参与其中，对患者进行心理干预，如精神分裂、双相障碍等。

当然，认知疗法不是完美的，也不是万能的。单就认知疗法本身来说，认知对人们情绪、行为的影响是一个非常复杂的过程，不管是 ABC 模式的因果判断，还是贝克提出的认知曲解，其实都是将这一复杂的过程简单化了。从另一个角度来说，认知并不能完全主导一个人的所思所想，有时候，人的情绪会影响认知和行为，行为也会改变认知和情绪，也就是说，三者是互相影响，互相作用的，没有特定的因，也没有特定的果。一旦患者不认同治疗师的理念或者治疗师的理念与患者的实际情况不匹配，咨询就没办法进行下去，因此，有经验的认知行为治疗师都不会拿着理论概念生搬硬套，而是以融合、开放的态度接纳不同的来访者，以多项技术配合治疗。

而且，认知疗法不能面面俱到，任何难题摆在眼前都可以迎刃而解。实践证明，认知疗法对人格障碍的治疗效果不佳，并不是说完全没有用，而是治标不治本，没办法从根本上解决问题。当然，人格障碍本身就是难以治疗，甚至是不可能治疗的心理障碍，认知疗法也只能有限控制表面症状，改善患者的一部分社会功能，无法对患者进行长期的、深入的心理干预。

总体来说，认知行为理论下的多种疗法，认知行为疗法也好，ACT 也好，以正念为基础的认知行为疗法也好，都属于短程、高效但是相对浅薄的治疗方法。虽然在会谈中，治疗师也会多少使用精神分析流派的方法，回忆过去，自由联想，但在整个治疗过程中，认知行为疗法是目的明确，有的放矢的。从会谈开始的计划性，到治疗结束时的目标达成，治疗师和患者如同在规划好的道路上行进一般，条理分明，思路清晰。唯一无法避免的不足就是治疗之后只是恢复患者的社会功能，改变部分的认知曲解，无法让人脱胎换骨，产生焕然一新的感觉——这常常是许多求助者在真正参与治疗前的内心期待。

第五章

永远的心灵港湾：家庭治疗模式

家庭治疗之萨提亚

所谓家庭治疗，就是以整个家庭为治疗目标的治疗方法，它不把目光局限在某个特定家庭成员身上，而是看重家庭成员之间的互动、沟通，以促进家庭内部互相理解来解决个人的问题。从 20 世纪六七十年代发展至今，家庭治疗逐渐成为一个庞大的心理治疗体系，与此同时，这个系统还发展出不同的分支。简单来说，有系统式家庭治疗、结构式家庭治疗、策略式家庭治疗等不同种类，在这里，我们先来认识一下维吉尼亚·萨提亚的家庭治疗模式。

萨提亚模式，又称萨提亚沟通模式、联合家庭治疗，是由家庭治疗师萨提亚提出的一种心理治疗方法。她从家庭系统、社会系统等方面着手，把个体看作身在系统中的个体，全面地处理个体问题。萨提亚模式的治疗特点是通过提高个人自尊、改善沟通、消除症状，让个体以更人性化的方式活着。

在成为举世闻名的心理治疗师和家庭治疗师之前，萨提亚在教育学和精神科学学习方面花费了多年时间。1916 年，萨提亚出生在威斯康星州的尼尔斯维尔，她的母亲是一位虔诚的基督教科学家，在她患阑尾炎时拒绝带她去看医生，险些要了她的小命，幸好她的父亲坚持把她送到医院，医生才挽救了她已经破裂的阑尾，代价是她在医院里住了好几个月。

从孩提时代起，萨提亚就是一个好读书的孩子，9 岁时，她读完了学校图书馆里的所有书，后来，她的母亲为了方便她读高中，搬家到密尔沃基。不幸的是，萨提亚读高中时正值经济大萧条，为了帮助家庭，她不得不一边完成许多额外的课程，一边兼职工作。这样一来，她能提前毕业。拿到高中文凭后，萨提亚进入密尔沃基州立师范学院，即现在的威斯康星大学密尔沃基分校，拿到教育学学士学位后，萨提亚开始从事教育工作，后来，她进入芝加哥大学，拿到硕士学位后，成了一名精神科社会工作者。

最开始，萨提亚受到的精神科学训练具有精神分析学派的倾向，但在实际工作中，她逐渐发现精神分析治疗方法的局限性，比如，一些康复出院的精神病人重新回归家庭后旧病复发，不得不反复接受治疗。对此，萨提亚充满忧虑，并且考虑寻找新的、更彻底的治疗方法。

从 1951 年开始，萨提亚开始私人执业，在临床实践中，她开始放弃传统的治疗方法，尝试家庭治疗。1955 年，萨提亚进入伊利诺伊州精神病学院教授"家庭动力学"，1959 年，萨提亚与她的同事创立了"心智研究学院"，以推动家庭治疗的研究和训练。1964 年，萨提亚出版了她的第一本书，也就是被家庭治疗界奉为"圣经"的《联合家族治疗》。这时候，萨提亚在家庭治疗方面已经受到了专业人士的肯定，《联合家族治疗》则成为阐述萨提亚治疗理念的关键著作，这本书如今依然是美国各大高校相关专业的教科书，萨提亚的理念也传播到欧洲、亚洲等地区。

萨提亚是第一代家庭治疗师，也是美国家庭治疗史上最重要的人物之一，被后人誉为"家庭治疗的哥伦布"。终其一生，萨提亚都在探索人与人之间的关系，探索有关人类本质的问题。以家庭治疗为切入点，萨提亚发展出一套不同于传统疗法同时又非常完整的理论，在实践操作中，她主张的方法也被证明是行之有效的方法。

　　家庭系统模式就是不把人看作孤立的人，而是活在环境中、关系中的人，一个人出现了心理症状，不只是他个人的原因，和他与他人的关系、与环境的互动关系也有关，在众多的关系中，尤以一个人在原生家庭中的各种关系最为重要。在人生的不同阶段中，童年期到青少年期这段时间影响最为深远。进入成年期之后，童年和青少年时期经历、学习、思考的一切，包括行为方式、感受方式渗透到工作、生活、人际关系当中，每个人都在重演在原生家庭中建立的关系模式，不管是面对爱人、朋友、同事，还是孩子。

　　原生家庭中形成了处理不同关系的方式，这些方式会跟随人的一生，影响其后建立的各种关系，与他人的关系、与环境的关系中出现了沟通不良，导致压力、负面情绪甚至是症状的产生，都绕不开原生家庭模式。反推回来，当我们面对压力、负面情绪和心理症状时，我们并不是单纯的受害者或者迫害者，每个人都要对一段关系的产生和恶化负责任，在处理心理问题时，可以通过改善与他人关系的方法来改善心理状况。

讨好因为低自尊

多年来，明仪一直处在病快快的状态中，她总是睡眠不好，常年头痛，胃口也不好，如果遇上感冒生病，她一点食物都吃不下去，低血糖时只能靠静脉注射维持生命。明仪 170 厘米的身高只有不到 100 斤的体重，走在路上给人一种弱不禁风的感觉，明仪的丈夫调侃她说，简直比林黛玉还要林黛玉。

明仪前来求诊，因为她觉得自己患了精神病，她无数次萌生过自杀的念头，情绪起伏特别大，经常痛哭流涕。有一次，她和她丈夫吵架，拿着刻刀准备割脉，丈夫以为她气急了，拿着刻刀吓唬人，没想到她竟然来真的，丈夫及时抢走了刻刀，明仪还是在手腕上划了一道 5 厘米长的伤口。明仪曾多次就诊，有的医生说是抑郁症，还有的医生说是焦虑症，吃着不同颜色的药片，明仪闹着挺着过日子，她曾经想过，如果不是因为有女儿在，早在 10 年前她就不活了。

说起明仪的生活，她自己都觉得像一部女性辛酸史，她和被嫌弃的松子似乎有着相同的命运。明仪是家中第三个女儿，上有一个漂亮的大姐，还有一个聪明可爱的二姐，明仪却是一个笨嘴拙舌，脾气倔强的内向孩子，从小不招父母喜欢，长辈们说她是"小多余"时，明仪认定自己是一个多余的、无价值的人。不管她如何讨好，父母从来没有夸赞过她，怜惜过她。

结婚之后，明仪以为遇到一个能赚钱、有本事的男人，她的日子会好过一些，但她渐渐发现，她的丈夫也像父母一样嫌弃她，甚至嫌弃他们的女儿。结婚 10 年，明仪没有一件事不是听丈夫的，叫她辞职带孩子，她就放下了工作做全职太太；叫她少和朋友来往，多陪陪孩子，她就渐渐断了和好友的联系。尽管明仪事事依着丈夫，她还是觉得丈夫对她有百般不满。在家里，她最害怕听到丈夫大声说话，或者发脾气，丈夫摔门出去，她会变得很痛苦。

吵也吵过，闹也闹过，吵到最后，不管事情起因在哪里，错的那个人永远是明仪。明仪挂在嘴边的一句话是，男怕入错行，女怕嫁错郎，她的痛苦完全是丈夫造成的，是她选择了一个不知道疼媳妇的男人，才让她变成神经兮兮的这副样子。

一度，她想过结束每天提心吊胆地过日子的生活，她想过离婚，可是念在孩子还小，她又放弃了，她不想女儿从小就生活在没有父亲的家庭里。忍耐、坚持的结果是明仪压抑了许多负面的情绪，几年前，她还常在朋友面前倒倒苦水，倾诉一番，后来她被朋友拒绝了两回，如今连联络朋友的勇气都没有了。她每天最大的期盼就是女儿高高兴兴地上学，平平安安地回家，丈夫如果不一回到家就挑三拣四地发脾气，她就谢天谢地了。

萨提亚认为，一个人的自尊水平和他的原生家庭有重要关系，这种关系并不会因为离家、结婚等人生阶段的变化而发生变化。为什么一个人会低自尊？萨提亚理论认为根源在于儿时的期待未被满足，如果儿时的期待获得了及时的满足（主要是来自父母的），基本信念会形成较高的自我价值感，认为自己是被爱的、被关怀的，即使在成长中遇到障碍，也有足够的能力和资源去解决。

和低自尊相关的就是抑郁。一个人在抑郁的时候就会觉得自己一无是处，毫无价值感。如果小时候经历过被忽视、被虐待，个体长大后会更容易看低自己，确立自己的受害者身份，并且用讨好他人的方式维持人际关系。

明仪就是典型的低自尊状态，具有依赖型人格，在原生家庭中的生存模式被她移植到了与丈夫的相处上，她对自己的评价来自丈夫如何看她，她在丈夫的心目中占据何种位置。由于过度依赖从他人的评价中获得自尊，她几乎丧失了属于自己的自主和独特性。她曾经被父母冷酷地对待，这让她比其他人更敏感，更了解且极易识别冷酷、残忍的信号。

当然，曾经受到过伤害不代表今后不具备拥有幸福快乐生活的资格。只不过，从低自尊、受害者的角色中走出来，对很多抑郁症患者来说非常困难。道理讲起来很容易，行动起来却需要找对方法，不断练习。

低自尊的人首先要接受自己，尤其在亲密关系中，需要真诚地表达自己，不指责也不讨好，真诚地对待自己和他人；认定每一个生命都有价值，低自尊的人要记得肯定自己的价值，尊重自己，爱自己，只有自我肯定，逐渐培养自主意识，才能在人际关系中摆脱无价值感的处境。在萨提亚的模式中，体验、练习等具体的技术会帮助人们更好地沟通，建立良性的联结。

多种家庭治疗模式

家庭治疗的萌芽期在 1950 年以前，起因是"第二次世界大战"结束后出现的一系列家庭问题。由于战争的影响，许多美国家庭出现各个方面的问题，社会的、人际关系的、文化的、环境的，为了解决这些问题，研究者和临床治疗师逐渐将治疗重心转移到家庭和家庭成员身上，并且注意到家庭在一位遭受心理问题困扰的个体生命中扮演的重要角色。

当心理治疗延伸到家庭问题，婚姻失败、分居、离婚等造成的情绪困扰、情感失调成为治疗师处理的主要问题。这时候，治疗师也好，研究者也好，纷纷开始检视家庭关系，家庭成员之间的互动，个人在家庭系统中的成长，最后，越来越多的临床治疗师发现了改变家庭结构、家庭成员互动模式的必要性。实践证明，这种方法的确能改变适应行为不良、功能失调等个体心理问题。

在众多临床实践中，每一位治疗师的理论侧重点不尽相同。有人用精神分析疗法处理情绪问题，分析整个家庭系统；有人则以探索构成整体的各元素之间的关系为主；有人从精神分裂症患者身上分析家庭的影响力，探索家庭在疾病形成中扮演的角色；也有人从儿童辅导、婚姻咨询的角度着手，运用新的临床技术处理问题。

在家庭治疗庞大的体系中，系统式家庭治疗、结构式家庭治疗、策略式家庭治疗最具代表性。系统式家庭治疗把家庭作为一个整体，一个具有私人特质的特殊群体，家庭能够促进成员的成长，同时，家庭成员之间的良好关系也能让家庭维持正常运转，实现家庭功能。当患者表现出病态现象、行为时，治疗师从分析整个家庭系统入手，从组织结构、交流方式、扮演角色、联盟等方面了解来访者及其家庭系统，焦点在于家庭成员之间的人际交往。

在整个家庭系统中，夫妻、亲子、兄弟姐妹分别是大系统中的子系统，每一个子系统的变化都会影响大系统的运转，比如升学、结婚、生子、升迁、降职、离婚、退休等人生节点，对独立的家庭成员来说是个人问题，但是家庭系统同时承受着这些改变带来的影响。也就是说，当个体生命历程发生变化时，家庭系统也要适应这一变化，如果不能，家庭成员就会出现这样那样的问题。

举个例子，进入青春期的孩子有了独立意识，想要获得自己做决定的机会，如果父母的心理状态没有与孩子的心理成长同步，依然按照过去的方式对待孩子，过分干涉甚至包办孩子的一切，孩子就会出现逆反心理，拒绝与父母沟通，亲子关系疏远，还可能出现其他行为问题。所谓牵一发而动全身，这句话放在家庭系统里并不是危言耸听。

结构式家庭治疗将发生在个体身上的问题放在家庭关系中来分析，通过对家庭结构的重建、澄清人际界限等方式使家庭成员获得自由，进入一种良性的沟通模式。结构式家庭治疗的核心概念是家庭结构、次系统和边界。所谓家庭结构，即家庭成员之间的一种互动模式，在家庭中持续起作用，对系统进行调控；次系统则是以一定方式建立起来的角色与功能的亚系统；边界是亚系统之间的界限，比如僵硬、疏散、解离等。

不同于系统式家庭治疗，家庭结构治疗的重点是家庭结构，包括家庭结构的组织、各系统之间的关系、家庭成员的角色与权利等。家庭结构是家庭内部交往规则的体现，家庭问题往往是由于家庭结构的功能缺失或等级关系不恰当造成的。对外人来说，每一个家庭系统都不同，每一个家庭系统都有着对外保密的运行规律，不过，治疗师能从会谈中找到家庭系统的建构模式、家庭成员的互动模式、家庭成员的过去对现在的影响，并且尝试发现改变固定模式的途径。

比如，一个28岁的来访者自称自己还是一个孩子，他在工作上的失败，在人际交往中的失利皆因为他拒绝长大，不想要像一个成年人那样变得虚伪、圆滑和精明。治疗师一定会疑惑，这样一个原本应该基本社会化的成年人，为什么会什么都做不了，什么都做不成，是谁把他变成一个长不大的孩子，让他拒绝长大的？在家庭成员关系中，一定有一个对他过度保护的角色，以爱的名义把这个"孩子"变成了"巨婴"。

至于策略治疗，就是以解决问题为导向的治疗，理论依据是沟通理论——所有行为都是沟通性的，而沟通中传递的信息具有通知、命令或是请求的功能——治疗师依照沟通理论评估问题症结，确立治疗目标，制订有层次的计划，对症下药，以达到治疗的目的。咨访关系中，治疗师占据指导者、权威人士的位置，对来访者下达指令，掌控全局并且对整个家庭系统的改变负责任。

比如，刚刚养育第二个孩子的母亲惊诧于长子的变化，自从妹妹出生后，他变得爱哭闹，爱发脾气，对妹妹表现出敌意，父母用惩罚和警告的方式管束儿子的任性，结果儿子变得更加粗暴，不仅无理取闹，还动手打妹妹。对儿子的暴力行为，父亲暴跳如雷，用更严厉的方法惩罚了儿子。这样一来，父子俩的关系彻底僵化，一家人进入一个愤怒、暴力的怪圈中。对此，治疗师需要做的是指导父亲做出改变，不仅是对儿子的态度，还有对儿子的惩罚方式，通过改变行为和规则，家庭成员之间的良性互动会逐渐形成，治疗师的职责则是把控全局，让一切糟糕的关系朝着良性互动的方向发展。

结构式家庭治疗之父

上文提过结构式家庭治疗，它出现在 20 世纪 60 年代，代表人物是萨尔瓦多·米纽钦，在 20 世纪七八十年代，结构式家庭治疗成为家庭治疗界影响最深远的一个流派，带动了整个家庭治疗的发展。进入 21 世纪，家庭疗法中出现了新的流派，如后现代的家庭治疗、整合式的家庭治疗，但是从理论、技术方面，结构式家庭治疗并没有被时代抛弃，直到今天，它依然是家庭治疗领域的主流学派之一。

每一个学派的创立和发展都离不开一位灵魂人物，结构式家庭治疗的灵魂人物就是米纽钦。下面让我们走近这位年近百岁的家庭治疗师，看看结构式家庭治疗的创立与他的个人经历和家庭系统之间的关系。

1921 年，米纽钦出生于阿根廷的小镇圣·萨瓦多，父母都是俄罗斯移民，但是有着犹太血统。从小，米纽钦生活在犹太人家族中，他们所在的圣·萨瓦多有 1/4 人口是犹太人，这给米纽钦的生活方式涂上了犹太人的底色。米纽钦的父亲是一位杂货店店主，母亲是家庭主妇，负责照顾她的丈夫和三个孩子。

三个孩子中，米纽钦排行老大，还有一个妹妹和一个弟弟。在家里，由于父母分工明确，米纽钦在成长过程中既体会到父亲的严厉，也感受到了母亲的温柔。由于父母亲之间互相支持，米纽钦的童年成长环境可谓平静祥和。

1940年，19岁的米纽钦进入医学院，毕业后，他成为一名儿科医生，作为住院医生，他同时在修读心理学课程。后来，他到美国的芝加哥大学学习儿童精神病学，准备今后到以色列做一位儿童精神科医生，在此期间，他遇到了精神分析师与儿童精神科医师纳森·阿克曼。阿克曼也是家庭治疗的先驱之一，在阿克曼的影响下，米纽钦开始对家庭治疗感兴趣，在帮助儿童患者期间，他更加体会到家庭对儿童的影响力。

1954年，米纽钦在美国接受精神分析训练，同时学习了人际精神病学、文化精神分析学说等。在成为一名精神科医生后，他负责处理贫困家庭中青少年的心理、行为问题，在这一过程中，他的关注点逐渐从患者个体转移到他们的家庭结构，同时发现，阿克曼的治疗对象主要是中产阶级家庭，他用的方法并不适合处理米纽钦的治疗对象——多重问题的家庭和穷困家庭遭遇的困境。他不得不采用新的概念和技术以适应他的患者。长期的临床实践让他看到家庭结构、家庭成员之间等级关系的重要性，这些实践经验为他创立结构式家庭治疗理论奠定了基础。

1974年，经典之作《家庭与家庭治疗》问世，这是关于结构式家庭治疗的基本理论、概念和治疗方法的专著，是米纽钦总结过去10年工作经验得出的成果，也是结构式家庭治疗走向成熟的标志。在《家庭与家庭治疗》之后，米纽钦相继与他人合著《心身症患者家庭》《家庭治疗技术》《家庭与夫妻治疗：案例与分析》等书，但是最畅销的还是《家庭与家庭治疗》。

一段时间里，米纽钦注意到如反复发作的哮喘、神经性厌食症等身心疾病与家庭结构的关系，他认为，儿童之所以难以摆脱这些身心疾病，是因为他们的家庭结构提供了疾病滋生的土壤。这一说法得到了认可，而且被实践证明了有效性，直到今天，结构式家庭治疗还是处理神经性厌食症的常用方法之一。

经过多年的研究和临床实践，米纽钦和他的同事们描绘了家庭治疗的四步模式：

其一，拓展家庭对问题的建构，即确定主要的症状是什么、寻找病症出现的原因及病症与整个家庭系统的关系，审视家庭结构可变化的界限，寻找进一步改变的可能。

其二，探讨维持症状的家庭互动模式。所谓当局者迷，家庭成员往往不能看到家庭内部的运转模式，也不知道家庭成员是如何互相"协作"维持症状存在的。在来访者可接受的范围内，探讨家庭互动模式，鼓励家庭成员观察自己和所处家庭结构，让他们看到自己的位置、他人的位置，自己对家庭结构做了什么，他人做了什么。

其三，探索重要家庭成员的过去对现在的影响。有时候，家庭成员中的过去会隐隐地存在于家庭结构中，影响着夫妻关系、亲子关系和兄弟姐妹之间的关系。例如，可以对父母的过去进行探索，寻找过往经历与目前症状之间的关系，或者说，过往经历何以造成了家庭内部僵化的行为方式，不管是丈夫对妻子不满，还是妻子放不下痛苦的记忆，这些心理过程即使不用语言的方式表达出来，也会以看不见的方式影响整个家庭结构。

其四，当然是寻找改变的方式。不管是孩子还是父母，结构式家庭治疗的目的不只是分析原因，更重要的是做出改变，为了改善症状而行动起来，做些什么。治疗师分析儿子承担了本属于父亲的责任也好，母亲僭越了自己的位置也好，或者父母包揽一切，让孩子成了无能为力的人也好，这些都是基于原因的分析和判断。能改变症状的方法是父母与孩子一起探索改变的方向和可能性，放下在无意中不断重复的行为，努力在家庭内部催生新的行为。

家庭内部的权力关系

大海结婚之后，除了节假日很少回父母家里，因为他知道，只要他一踏入家门，母亲一定会把这几天里父亲做的事，说的话原样学说一遍。从小到大，大海听母亲絮絮叨叨说父亲的不是，同样的话已经说了二十几年，母亲没有说够，大海早就听够了。

大海清晰地记得，母亲第一次跟他说父亲的不是，他才读小学六年级。那天晚上，母亲突然打开大海的房门，煞有介事地坐在大海身边，陪他一起写作业。等大海写完作业，母亲叹一口气，对大海说："儿子，你一定要好好学习，你爸他靠不住，妈妈以后就靠你了，你爸如果不要咱们了，妈就领着你过。你放心，我就算跟你爸离婚也不会把你丢下的，有后爸就有后妈，以后你就没有好日子了。"

那天晚上，母亲跟大海说了很久，大海听到最后才知道，原来父亲在外面有了别的女人，正准备和母亲离婚。从此之后，大海选择站在母亲一边，和母亲一样说父亲的不是，和父亲对抗。在家里，大海从来不和父亲说话，对父亲的关心也不理睬。父母两个人闹离婚闹了很久，最后也没有离成，父亲和外面的女人分手，继续和大海、母亲一起生活。

可是，原本幸福的一家早已不再如前。很多年里，大海只和母亲亲近，和父亲的关系冷冷淡淡的，中间好像隔着一堵墙。他和母亲可以一起上街、一起吃饭、一起看电视，父亲加入进来，三个人就都变得怪怪的。有时候，大海和母亲有说有笑，父亲一出现，二人就不知道该说什么好。

在大海的记忆中，从他上学开始，父母就经常吵架，吵架的原因则是一些无关紧要的琐事，有时候，两个人互相不理睬，大海就变成了传声筒，一会儿对父亲说："爸，我妈说她周末不去奶奶家了。"一会儿再替父亲传话："告诉你妈，我单位有事，你俩出去逛街吧。"

上了大学之后，大海能离开家，他觉得自己终于可以正常呼吸了。再次回家，大海对父母之间别别扭扭的交流方式特别反感，有一次，他被母亲絮叨烦了，脱口而出道："早知道是今天这个样子，那时候你们干干脆脆地离婚多好，这样不情愿地绑在一起，搞得大家都不开心。"母亲听到这话，失声痛哭，骂大海没有良心，枉费她多年来的隐忍屈辱。后来，大海干脆对他们放任不管，有了自己的生活后，他只管尽到做儿子的本分，其他的事情，随便他们吵架打架，他再也不想做谁的帮凶、谁的同谋者了。

结构式家庭治疗把家庭看作一个系统，在这个系统中，每一个家庭成员都有自己的角色和功能，在家庭成员的交往和联系中，既有基于亲情基础的情感互动，也有制约家庭成员交往方式的角色行为和互动规则。

在角色和责任分工方面，每个人的角色都不是单一的，而是多重的，不同的角色有不同的责任、义务关系，但是也有弹性。伴随着角色不同，权力分配也不同。也就是说，家庭结构中存在彼此制约的权力关系，最简单的例子，夫妻和孩子构成的核心家庭，谁负责做决定，谁负责执行决定，谁是支配者，谁是被支配者，权力关系的形成、变化与整个家庭结构的稳定健康有关。

而病态的家庭结构往往伴随着诸如纠缠与疏离、联合对抗、三角纠缠、倒三角等模式，家庭成员之间的合作、对抗、结盟等方式是权力斗争的手段，其目的并非篡夺权力，而是通过第三方实现双方互动。比如大海的家庭中，由于父亲想要离婚，母亲以受害者的身份与大海结成同盟，与父亲对抗，这是纠缠与疏离的悲剧，也是联合对抗的手段。短时间看，母亲和大海在这种盟友关系中找到了安全感——被丈夫、父亲抛弃本身是丧失安全感的体验，可是长时间的同盟并没有让他们三个人的关系变得更好。

大海亲近了母亲，却疏远了父亲，父子之间的交流完全停滞。由于父亲感受到被孤立、被忽略，父母之间经常争吵，夫妻关系不和谐。大海如同背负了母亲的恩情，虽然厌烦却不能发泄情绪，可是，大海越是想要摆脱这种同盟关系，母亲的不安全感越强烈，她用哭泣、埋怨、斥责等方法想要重新建立同盟关系。可是她没有发现，在长时间的同盟关系中，家庭系统中的边界变模糊了，父亲、儿子、母亲原本是分明的角色，夫妻关系、亲子关系原本是各自独立的子系统，如今却变得混乱而模糊。为了挣脱同盟关系，大海采用减少探望父母的方法，这是治标不治本的方法，除了让他和父母之间的关系更加疏离，并没有多少建设性。

家庭系统是一个稳定的系统，也是一个可调节的系统，它能针对外界和内部的改变做出调整，以保持自身的稳定。可是，这需要家庭成员的积极沟通和配合，比如说家庭系统出现崩塌的危险时，每一个家庭成员如何在自己的角色范围内为这一改变做出相应的调整，只有多方面共同作用，家庭结构才能恢复稳定。这种调整既包括对其中一位家庭成员的行为表达赞同或反对，也包括对进入病态的家庭结构进行"治疗"。

小大人的大麻烦

米莉在孙老师那里接受过两次短期的咨询治疗，每次治疗结束，没过多久，她又重新回去找孙老师，她的心理压力很大，伴有严重焦虑和恐慌。孙老师意识到，用传统的方法对她进行治疗已经不能解决问题，每一次治疗后米莉都会在短时间里复发，一定是她的原生家庭出了问题。

关于这一点，孙老师早有察觉。在米莉的治疗周期里，她的父母只出现过一次，向来都是米莉自己跟孙老师的助理预约时间，自己搭车到咨询中心。米莉才上初中二年级，孙老师曾经表示过担心，米莉妈妈说："我们家米莉从小就是小大人，她自己都能搞定的，不用担心。"可是在孙老师看来，米莉这个"小大人"当得并不是那么快乐。

为了让米莉能够真正从抑郁中走出来，孙老师建议米莉的父亲和母亲一起参与治疗，一对父母别别扭扭地同意了，会谈进行得却不顺利。只要谈到米莉的话题，两个人便开始互相指责，爸爸说妈妈："整天不务正业，不是臭美，就是到处瞎转悠，女儿变成今天这个样子，全都是你的错。"妈妈则指责爸爸说："你还有脸说我，你从来没有做对过一件事，这么多年，我跟着你吃了多少苦，受了多少罪，连累米莉跟着一起受苦。如果不是因为你，我们母女会有那么多麻烦？老天爷早就应该把你打到地狱去，让你下十八层地狱，永世不得超生……"

了解了米莉父母之间的特殊沟通方式，孙老师似乎看到了问题的症结所在。之前米莉说过，她从小就被大人夸赞乖巧、懂事，是家里的开心果，是爸爸妈妈之间的小天使，是家族里所有孩子中最大的，所以从来不和弟弟妹妹吵架，也没有和同学起过争执。一直到现在，其他人出去疯玩时，她都是乖乖待在家里，她的作业总是第一个完成，她的衣服永远整洁如新，她可以一个人料理生活上的所有事情，从没有让父母担心过。看起来，她为此感到骄傲和自豪。

又一次的约谈，孙老师问起她家里近来如何，米莉淡然地说："还不是老样子，整天吵架呗，他俩从你这回去之后大吵了一架，我妈气哭了，现在还没好呢！我也不想管了，他们愿意闹就闹去吧。"

"以前都是你管的吗？你负责哄好你妈妈？"

"也不是了，他们两个整天吵来吵去的，我也不好过呀，所以我就哄哄我妈，哄哄我爸，调节一下他们的关系喽！"

"那你不开心的时候呢，爸爸妈妈怎么对你的？"

"我还好吧，也没有太多不开心的时候，再说我都能自己搞定的，他们每天有很多事情要忙，我也不好整天让他们围着我转，我已经长大了，自己的事情自己能处理。"看米莉的言谈举止，很难想象她只有14岁，在同龄的女孩子整天疯疯癫癫，不知烦恼时，她却提前成长为一个大人，比同龄人表现得更加稳重和懂事。

代价是她压抑下自己的愤怒和不满，隐藏起自己的真实需求，迎合大人和其他人，与其说她懂事，不如说她在害怕。她害怕一旦自己表现得不好，就会失去父母的爱，怕自己因为说错话或做错事而遭到抛弃，于是连稍微一点任性也不敢有，生怕破坏最后的安全感。

另外，由于米莉承受了太多本不属于她的"责任"，她要在情绪上负责照顾爸爸妈妈，安抚生气、受伤的一方，属于她自己的害怕和心理需求却被她隐藏起来，代之以"懂事""坚强"的形象。如此一来，家庭内部本应该由父母扮演的角色变得形同虚设。

之前的治疗不起作用，是因为米莉生活在一个沟通不良的家庭环境中。治疗中，她和孙老师建立了良好的沟通关系，培养了积极的心态，可是治疗一结束，她重新回到原有的沟通环境，曾经的症状又卷土重来。可以想象，如果多年之后，米莉进入成年，结婚生子，建立新的家庭，她在原生家庭中的行为模式会在她的新生家庭中重演。可惜的是，米莉自己还不能认清这一事实，她深陷角色当中，把自己的感受放置在一旁而不自知，承受着莫名的压力和抑郁情绪，这是一两次短暂的会谈无法解决的问题。

"小大人"是一个非常中国式的词汇。大人很喜欢夸别人家孩子，"这孩子真懂事，像个小大人一样"。"懂事"的含义包括很多层次，包括守规矩、不闯祸、对父母体贴、主动承担家庭责任、超越年龄的成熟、能够猜测大人的心思……在很多父母眼中，"小大人"式的小孩是完美小孩、理想小孩，可是他们忽略了"小大人"的真实内心，不知道"小大人"可能隐藏着大麻烦。

按常理来说，孩子就应该是无忧无虑的，进入青春期的孩子有成熟的一面，也有稚嫩、天真、叛逆的一面。如米莉这个年龄段的孩子完全忽视自己的感受，过早表现出成熟、懂事的一面，不过是过度压抑自己的结果。

萨提亚认为，在家庭系统中，家庭成员的沟通是一个多方传递的过程，涉及自我、他人和情境，良好的沟通在这三个方面都是合理顺畅的，糟糕的沟通方式则会造就讨好型、责备型、超理智型和打岔型等不同问题的孩子。米莉的爸爸妈妈属于指责型的，非常强势，动辄大吵大闹，喜欢用指责、命令、愤怒、恐吓、拒绝等方式沟通。在这种环境下，米莉则变成了讨好型的小孩，为了讨好父母，她把自己变成了凡事不用大人操心的"小大人"，漠视自己的内心感受，把自己喜怒哀乐的权利交给了他人——首先是她的父母。

做父母的"第三者"

　　和女朋友吵架闹分手，梁峰像疯子一般不停地给女朋友打电话，不停地被挂断，继续不停地打，反反复复，直到崩溃大哭。女朋友被他打扰得忍无可忍，却也好心劝说他，如果他能改掉霸道专制的作风，不再限制她的交友自由和生活空间，他们或许还有和好的机会。

　　女朋友叫他去看心理医生，没承想，梁峰果真听话去找心理医生了，而他的求助动机就是：我女朋友让我看心理医生，她说如果心理医生治好了我，就会重新回到我身边。心理医生詹生诧异于这样的理由，却仍然如常坐下来耐心听他说话。梁峰说，他和女朋友吵架时，最多的导火索是他专注于工作，女朋友却总是和一些好朋友玩在一起，让他感到自己被冷落，觉得自己是一个局外人。他不放心女朋友出去玩，总是忍不住给她打电话，有时还偷偷跟踪她的行踪，每次被女朋友发现，他们就会大吵一架，这一次闹分手也是出于相同的理由。

　　詹生问他："听你的口气，你好像并不觉得你的做法有什么不妥？"

　　"我又没有做错事，我只是担心她嘛。况且我对她那么好，我身边好女孩那么多，我只想和她在一起，这么长时间以来，她是我的唯一。和她在一起之后，我再也没有招惹过其他女孩子，可是她却永远有很多好朋友，男的女的都有，我是男人诶，是个男人都受不了这个吧。"

"你有没有试过，尝试融入她的朋友圈？"

"我见过那些她所谓的朋友，不过是闹哄哄的一群人，那么多人里，能有多少真心朋友？花时间在狐朋狗友身上，吃吃喝喝，最后也不会交到真正有价值的朋友，这么简单的道理，她就是不懂，我说过多少遍都没有用。"

"可不可以这样理解，你曾经尝试过融入她的圈子，但是没有成功？"詹生话一问出口，梁峰显得不那么理直气壮了。

"我——反正我就是无法忍受我和她之间还有那么多其他人。我是她的唯一，她也是我的唯一，这就是我想要的爱情，两个人长相厮守。"

"所以，在女朋友和她的朋友在一起时，你觉得自己被忽略了，被轻视了，好像你在她的眼中并不那么重要。"

沉默片刻，梁峰点头称"是"。

詹生继续问："在和其他人的关系中，比如和你的朋友、你的父母相处时，你也有这种感觉吗？"

"什么感觉？"

"被忽视的感觉！"

慢慢地，梁峰跟詹生讲起他的家庭。由于父亲从事地质工作，经常出差，在他读高中之前，父亲像家中的一位客人，一个月回来住一两个星期，剩下的时间便消失不见。在他的印象里，他的家里只有母亲一个人，母亲是他的依靠，也是他的唯一。可是，每次父亲出差回来，他就会被母亲"抛弃"，母亲和父亲躲在房间里窃窃私语，梁峰感觉自己被背叛了。几乎每一次父亲回家，他就开始闹情绪，哪怕母亲跟他说"周末去奶奶家玩，我和你爸出去办点事儿"，他也非常生气，感觉自己变成了外人。

读书时期，他曾经有过一个非常要好的哥们儿，两个人住在一个寝室，每天像连体人一般，"出双入对"。同学们都开玩笑说，他们两个关系肯定不一般，否则怎么会都不找女朋友，整天腻在一起。那位朋友不愿意听别人的玩笑话，很快就找了一个女朋友，为此，梁峰还失落了一阵子，后来，他们的关系也变淡了许多。

梁峰说，他对那位哥们儿的感觉就像他小时候跟着母亲的感觉一样，对方不管是和其他人在一起，还是和女朋友在一起，他心里都不舒服。他要他的朋友拿他当唯一，不希望他和别人接触，和外人接触。

詹生问道："这样你不觉得太闭塞了吗，从童年到现在，你都在重复着一种人际模式？"

"我觉得很安心啊，其实我这个人很容易满足的，我要的不多，我也不是三心二意的人，只要有一个人一心一意对我就行。"

"可是这并不容易，想必你也察觉到了，最让你感觉舒服的是一对一的人际关系，不管是和父母相处，还是和朋友、恋人相处，你总是希望维持一对一的绝对关系。你要求母亲是绝对属于你自己的，朋友、恋人都要把你当作唯一，这本身就是不合理的要求。"

"我不明白。"

"我了解，时间到了，我们先谈到这里，下次见面，我们继续这个话题。"

詹生与梁峰的第二次会谈，碰到了他心底最柔软的地方。谈到小时候，每次父亲从外面回来，詹生问他："每到这时候，妈妈都做些什么？"

"她就是买菜啊，做饭啊，烧一桌子菜，都是我爸爱吃的，如果我爸想喝点酒，我妈也会陪着喝一杯。其实我妈不能喝酒的，为了我爸高兴呗。"

"这个时候，你在哪里？"

"在旁边看着呗。"

"如果你叫妈妈陪你去玩，妈妈会怎么说？"

"就让我自己去玩喽，她和爸爸有事情要说，其实我都没有那么不识趣的，爸爸回来我就乖乖待在家里，想做什么都不出声，反正说了妈妈也不会答应我，等爸爸走了我再说。"

"妈妈叫你自己去玩，这个时候，你是什么感受呢？"

"很伤心了，还有失落，有点生妈妈的气。她总是这个样子，明明说我们两个互相做伴的，爸爸一回家，她就不要我了。"

"如果按你的要求，妈妈又不能丢下爸爸不管，那么她要怎么做，你心里会好受一些呢？"

梁峰沉默了一下，笑着说："我想跟他们坐在一起，让我坐在妈妈身边，和他们一起，我只是不希望妈妈把我丢在一边，好像我是多余的一样。"

"那你有没有想过，或许是妈妈有一些事情想和爸爸商量，这些事情不适合你听，因为你年纪太小，也不太懂事，所以妈妈才叫你自己去玩的。"

"可能吧，我也不知道她为什么那么做。"

"如果真的是那样，事情就变得不一样了，你觉得呢？"詹生轻声问他。

"好像是。"梁峰不好意思地笑了笑。

"妈妈并没有想要离开你，她可能是想保护你。她想要和你在一起，又要和难得回来的爸爸说一些重要的事，所以才冷落了你。其实你一直和他们在一起的，你说呢？"

"嗯，也有这种可能。"看起来，梁峰没有之前那样的愤愤不平和冤屈的表情了。

"我们说回你和你女朋友的问题，你觉得怎么样？"

"好啊！"

"你有没有想过，你一直赖着你女朋友，不让她和其他朋友在一起玩，那种感觉是不是和你与爸爸妈妈的关系一样的？"

"你是说，我把我女朋友当成我妈了吗？这样讲，有点太扯了吧！"

"并不是说你把你女朋友当成你妈妈，而是说你们的关系模式是相似的。你女朋友去找其他人玩，你觉得她扔下了你，你被抛弃了，实际上，那只是她再平常不过的交友方式。她不像你一样可以每天埋头工作，只需要有限的几个朋友就可以，有的人需要热闹，需要身边有很多人。这个世界上，只有与你一模一样的人才能完全满足你的要求，你说呢？"

梁峰若有所思，仔细揣摩着詹生的话。咨询之后，梁峰给他妈妈打了一个电话，母子俩聊了很久，他终于鼓起勇气问起这么多年一直不敢问的问题："为什么每次爸爸回来，你就不理我了？"没想到，妈妈竟然说："我哪有不理你，不是做了一桌子菜给你们吗，平时咱俩在家，我也舍不得花钱，趁你爸回来多做几样菜，你也可以开开荤。倒是你，每次都给我搞事情，害得我还被你爸责备，好像我在家没有教好你一样。"

听妈妈如此一说，梁峰突然觉得自己错得荒谬，原来这么多年，他都在误会妈妈。和妈妈讲了两个多小时的电话，梁峰把多年来压在心底的话都讲了出来。讲完电话，他觉得整个世界都变了，整个人也轻松了许多。两天后，梁峰给女朋友打电话，约她一起吃饭，两人也最终敞开了心扉。

在实际操作中，为了使家庭成员的关系发生改变，治疗师会采用干预性的谈话方式，在引导中将来访者的问题暴露出来，并一一解决。为了解决问题，也会辅以其他策略，比如正性暗示、仪式行为、提出困境。治疗师在会谈中对来访者的症状给出一个合理的解释，让来访者对家庭系统的互动模式有所知觉，进而改变病态的互动方式。

具体方法包括鼓励、布置家庭任务，提出困境，让来访者进一步了解自己的信仰、情感和恐惧。提出困境的训练效果比较明显，能够帮助来访者及其家庭系统做出改变。当然，家庭治疗的目标是赋予家庭成员改变的自由和能力，不是由治疗师牵引着改变，也不是强迫进行改变。依据中立原则，治疗师不能过多卷入其中，而是保持界限分明，以中立的立场帮助来访者寻找改变的方向。

最稳固的三角关系

张爱玲在她的短篇小说《心经》中讲了一个父亲、母亲与女儿之间的"三角恋"故事。

女儿许小寒是聪明、早熟的女孩子，她有魅力，有自我意识，骄傲而敏感，身边不乏追求者，如有些笨拙又俗气的龚海立。她对同年龄的男孩子有些看不起，她偏爱年长些、具有成年男人魅力的男人，比如她的父亲许峰仪。不同于传统家庭中的父亲，严厉、古板、不近人情，许峰仪是一个有钱有势且有生活品位的优秀男性，具有新时代男性的温柔和优雅，因为结婚早，在女儿年满 20 岁时，他还不到 40 岁，父女俩一起去看电影，还会被人误认为是情侣。

《心经》无疑是一部讲述畸形爱恋的故事，许氏父女互相深爱着对方，而他们之间的另一个女人——许太太，就成了"第三者"。许峰仪明知女儿对他的爱情，却配合她，纵容她，让许小寒不能自拔，同时让他的妻子备受折磨。许小寒渐渐长大，她那样年轻，又生得漂亮，头脑聪明，具有年轻女孩子的天真和纯洁，完全把她的母亲比下去了，有时候，许峰仪与许小寒"结成同盟"，一起取笑年华逝去的许太太。

在许小寒尚且年幼时，许峰仪能够装糊涂地享受这份父女之爱，可是女儿已经长大，他不能继续视而不见。他和女儿的爱能有什么结果呢？许小寒需要一位年纪相当的追求者，寻找属于她的幸福，于是，许峰仪选择了一个下下策的解决方法：他和许小寒的同学段绫卿同居了。这位长得像许小寒的年轻女子承担了许峰仪对女儿的爱，她是爱他的，出于爱做了生活的选择。最重要的是，她不是许峰仪的女儿，他可以用爱、用金钱、用物质补偿她的青春。

一场旧的"三角恋"结束了，一场新的"三角恋"又开始了。这一次，许小寒和许太太站在了同一条战线上，她们成了"盟友"。当初，许小寒为了保住许峰仪的爱，伤害许太太，伤害她的朋友，她以为许峰仪会在许太太和她之间二选一，结果证明她实在太天真了。沦为"败者"后，她依然是天真的，而许太太则淡然许多。她知道许峰仪与段绫卿的爱是短暂的，如昙花一现，她也是经过恋爱嫁给许峰仪的，可是那份爱并没有恒久存在。她见多了、习惯了，这时候也不需要惊慌失措，只要等待，许峰仪早晚会重新回到这个家里来的。

三角形是最稳固的结构，在三口之家中，家庭成员也会建立三角形的互动关系。如果两两之间的互动达到平衡，整个家庭系统就会稳固，沟通顺畅；反之在家庭结构中，如果父母与孩子受困于家庭关系的纠结，无法处理好三角关系，在进入与他人的人际关系时，同样无法做到关系顺畅。

《心经》中的三角关系是一个极端的例子，现实生活中，女儿的恋父情结达到这种诡异、决绝程度的，只是个别案例。但是，如果女儿在亲子关系方面倾向于父亲，与父亲之间的距离近，原本平衡的等边三角形就受到了破坏，女儿与母亲之间的关系就会受阻（许小寒根本是把许太太当作情敌，许太太则是受害者角色），父母之间的夫妻关系当然也无法和谐。

在上文的例子中，梁峰的家庭结构同样是不平衡的三角关系。因为梁峰的父亲经常出差，家庭中的父亲角色长期缺席，梁峰与母亲"相依为命"，母亲是他唯一的依靠，他习惯与母亲依偎在一起，父亲的出现破坏了他和母亲之间的依恋关系，他感觉受到了威胁，丧失了安全感。为了重新夺回母亲的关注与陪伴，他闹情绪，发脾气，母亲被左右拉扯，原本稳固、平衡的家庭关系就出现了问题。

更重要的是，他将这一人际关系模式带到了朋友关系、恋人关系中，他像渴望母亲的陪伴一样要求朋友、恋人把他视作唯一，对他人来说，这种要求不合理、很过分，超越了他们在朋友关系、恋人关系中的心理界限。实际上，家庭中的父母与孩子都是有界限的，父亲与孩子、母亲与孩子，要保持彼此的界限清晰。父母的关系亲密，他们是属于同一系统的，但如果父母关系破裂，孩子就会超越界限，站在父亲的一边或者母亲的一边。

这样的孩子相当于牺牲了自己，试图拯救家庭。他们用生病、问题行为、变成"问题儿童"等方式吸引父母的关注，只有这个时候，父母才会停止争吵和指责，共同责怪他或者安抚他。这个时候，父母再次回到了同一系统。如果父母无法意识到孩子的牺牲，问题会越来越严重，因为这个忠诚于家庭的小孩正在以毁灭自己的方式成全父母。

离不开母亲的孩子

父亲去世后，邵文突然大脑开了窍，把他的电脑和一整个书架的游戏攻略全部卖掉，准备开始新的人生。可惜实践总比想象来得困难，离开了家，离开了母亲，他发现自己根本就是一个废人，什么都做不了。

邵文是一个网络宅男，31岁无老婆无孩子，工作日复一日，唯一的兴趣就是打网络游戏。他已经打遍各种网络游戏。在虚拟世界里，他是一个所向披靡的战士，任意系统随他穿梭，他不是足智多谋的军师，而是刚劲勇猛的大将，死过无数次，也打过无数次漂亮仗。在游戏里，他名叫"战无不胜邵将军"，可是回到现实中，他却是一个又笨又懒散的大胖子，胖到连弯腰捡拖把都不能，更不用说奋勇杀敌，斩获战功了。

邵文从21岁开始做质检员的工作，如今已经是第10个年头，这些年里，他除了每个月按时把薪水交到家里，没有做过任何让父母称赞的事。谈过一次恋爱，后来被女孩抛弃；遇到过两次升迁的机会，因为他本身无进取心而花落别家；如今的邵文落得四体不勤、五谷不分，生活起居全靠母亲照料。没了母亲，恐怕他活下去都会成问题。

邵文并不是家里唯一的孩子，在他出生3年后，弟弟邵武出生，可惜弟弟没有活多久便因为脑炎去世。邵文对弟弟的印象并不深，记忆中只有一段气息微弱的哭声，连他长什么样子都不记得了。弟弟去世后，邵文变成了母亲的心头肉，对他又惯又宠，为此惹来了邵文父亲的常年不满。

邵文的父亲是一位公交车司机，脾气暴躁，喜欢喝酒，喝多了就动手打人。爷爷奶奶还在时，邵文父亲曾经在醉酒时拿着拖把把家里人全部赶出门去。在邵文的记忆中，父亲很少有时间情绪平静，总是处在或者激动或者愤怒的情绪中，言语粗俗，没有钱的时候就偷家里的钱出去喝酒。在邵文的眼中，他的父亲是一位暴君，也是一个没本事的男人。

邵文的母亲，是维系整个家庭的支柱，也是邵文的保护神。家里家外的事情全部是母亲在做，她总是一边抱怨醉酒的男人，一边把他留下的烂摊子收拾利落，还掉欠人家的钱，处理掉上门找碴儿的流氓和地痞。她一直在抱怨，说自己命苦，说自己身体很差，活不了几年就会死掉，抱怨邵文长大了会和小时候一样，不懂事也不孝顺，越长越像他老子。母亲试图用她的悲惨人生博取他人的同情，最终把自己变成了祥林嫂，唯一同情她的只有邵文了。

邵文从小和母亲亲近，远离父亲，他害怕父亲，他总是感觉父亲以一种仇视的眼光看着他。邵文自小肥胖，对体育运动一窍不通，父亲偏偏逼着他练习长跑以减肥，直到练到邵文韧带拉伤才罢休；邵文从入学起便讨厌学校，每天必须由母亲送他上学，接他放学，父亲对此非常反感，说他养了一个女孩子气的儿子，这辈子没有指望了。

实际上，邵文并没有那么差，他乖巧听话，除了功课差，没有行为方面的问题，也没有走入歧途。读完技校后，母亲托人给他安排了一个汽车零部件工厂的质检员工作，母亲把他的生活起居照顾得无微不至，从学校到单位，邵文始终没有搬出去单独生活，多年来他一直是这样生活的，他也没觉得有什么不妥。

看过邵文的生活经历，我们对他有一个基本的印象：肥胖，不上进，长不大，社会退缩，强烈的无力感。是什么让他变成这个样子？是什么让他变成一个什么都做不了的大人？虽然他已经过了而立之年，但是他怎么还会像一个孩子一样，接受母亲的照顾，并且觉得理所当然。

弗洛伊德的"俄狄浦斯情结"已经是老生常谈了，很多时候，并非孩子过度依恋父母，包括男孩过分依恋母亲，或者女孩过度依恋父亲，导致孩子无力独立成长，而是父母依恋异性的孩子，与孩子卷入过于紧密的关系中。结果儿子无法关注父亲，女儿无法关注母亲，性别认同就无法顺利实现，更不要说走向人格独立。

邵文的无力感来自他的父亲缺席和与母亲的过度亲密。父亲缺席有很多种情况，有的因为父亲长期外出工作，家庭中缺少父亲角色；有的因为父亲本身不懂得表达，即使在孩子身边，也无法与孩子建立亲密关系；还有的情况如邵文遭遇的那样，父亲为家庭带来麻烦和痛苦，母亲与孩子一同否定父亲的存在价值，造成父亲角色的精神缺席。

许多男孩子在进入青春期后开始变得肥胖，学习成绩、人际交往等各方面不尽如人意，这种男孩子面临的相似状况就是家庭结构中的父亲角色缺席。过多的脂肪、缺乏上进心等行为方式弱化了男性的特征，使得他们能够继续与母亲相伴——不仅是孩子需要母亲，更是母亲需要孩子的陪伴。独立面对世界时，孩子就显得无力，什么都不会做，什么都做不了，因为他们的能量在成长中被母亲夺走，他们对世界缺乏安全感，为了躲避可能出现的危险，只好继续蜷缩在家中，躲到母亲的怀抱中，变成了离不开母亲的孩子。

第六章

一沙一世界：来玩沙盘游戏吧

在游戏中疗愈自己

　　小玉是一位已过 30 岁的女性，并且有离婚的经历。为了能走出童年的阴影，她决定参加心理咨询。小玉主动告诉咨询师，在幼年时自己曾经受到过严重的身体虐待。咨询师让小玉接受了许多不同的治疗方式，如催眠治疗和认知干预，等等。虽然这些治疗方式都有效地缓解了小玉的心理问题，但是并没有完全解决。后来咨询师建议小玉采用一些游戏治疗的方式，如沙盘治疗，小玉觉得挺不错的，就同意了。

　　当咨询师把小玉带到沙盘游戏室之后，首先让小玉用手感受沙子，然后把她引导到沙盘工具的摆放架前，还没等咨询师说话，小玉的脸色就变了，她好像看见了某种十分恐惧的东西，连连后退并且还出现了发抖的现象。虽然咨询师不知道小玉为什么会出现这种反常的状态，但是咨询师明白：就小玉目前的这种状态而言，无法继续进行治疗了，于是这次沙盘游戏治疗只好匆匆结束。

　　在下一次的心理咨询中，小玉主动向咨询师讲述了一段自己童年的创伤经历。小玉说，童年时期的她十分任性调皮，由于父母工作比较忙，所以她被交给爷爷照顾。可是小玉的爷爷并不是一个非常有耐心的老人，而且脾气十分不好。所以任性的小玉总会轻易惹怒爷爷并且受到十分严厉的惩罚。有一次，小玉没有听爷爷的话，于是就被爷爷惩罚性地关进一个装满小鸟的大笼子中。

对于小玉这个外来的"入侵者"，本来怡然自得的小鸟们仿佛受到了惊吓，开始不断地拍动翅膀，并且用爪子去攻击小玉，甚至还有小鸟用嘴啄小玉。面对这种状况，小玉十分恐惧，央求爷爷放自己出去。但是爷爷为了能让小玉充分吸取教训，置若罔闻。于是小玉只能蜷缩在笼子的角落中，等待惩罚的结果。从此之后，小玉就开始恐惧小鸟。

知道了小玉的病根儿所在，咨询师开始对症下药，对小玉进行治疗。咨询师采用了各种治疗方式，如系统脱敏疗法，等等，但是都没有取得良好的治疗效果。所以咨询师再次建议小玉采用沙盘治疗的方式，因为这样小玉可以与小鸟进行一次直接接触。

虽然小玉并不情愿，但是为了能够从恐惧的阴影中走出来，小玉决定尽力一试。这一次，当小玉再一次看见沙盘室内的小鸟模型时，依然会恐惧得瑟瑟发抖。但是咨询师鼓励她不要选择离开的逃避方式，而是静静地让恐惧的情绪得到平复。过了一会儿后，小玉的恐惧情绪不再那么强烈了，于是咨询师开始鼓励小玉用手接触小鸟，并把小鸟放到沙盘之中。面对咨询师的这一引导，小玉起初是拒绝的："不，我不能碰它，就连看一眼都会让我害怕。"但是咨询师继续鼓励道："如果你想摆脱来自童年的阴影，并且让它不再影响你的生活，你就必须鼓起勇气。"

在咨询师的不断鼓励下，小玉终于勇敢地拿起小鸟，并且把小鸟放到沙盘中自认为合适的位置上。这一次，小玉意识到，她之所以会对鸟产生恐惧的情绪，完全是因为她在潜意识中把小鸟与爷爷对自己的惩罚联系在了一起，而事实上小鸟并不可怕，它不会对小玉造成想象中的伤害。

沙盘游戏属于心理治疗以及游戏疗法的一种。在沙盘游戏中，来访者对咨询师的信任十分重要。通常情况下，沙子和玩具都能让人放松，并且放下心理戒备，投入沙盘世界的建立中。但是，如果来访者对咨询师不信任的话，那么在沙盘世界的建立过程中，来访者就会变得十分拘谨，并且影响沙盘游戏的治疗效果。

所以，沙盘游戏疗法通常是与心理咨询相辅相成的，需要心理咨询师与来访者建立了良好的咨询关系之后再采用，否则不会起到良好的治疗作用。例如，如果来访者出现了"除了我之外，要是没有人在沙盘室内就好了"之类的想法，那么就意味着来访者并不信任咨询师。

而且，在整个沙盘游戏的过程中，咨询师所扮演的角色只能是观察者，观察来访者在进行沙盘游戏时所出现的言语、行为以及种种非言语行为，等等，但是不能进行干预和指导。总而言之，咨询师必须让来访者感受到自己对他的关爱与尊重、接纳的态度。

所谓沙盘游戏就是指，咨询师为来访者提供沙子和玩具，来访者自主地在沙盘所限定的范围内进行创作，从而形成一些场景。沙盘游戏是一种非言语的治疗方式，可以把来访者的内心世界体现出来。

对于儿童以及幼小的哺乳动物而言，游戏在早期的生命经历中十分重要，是不可或缺的。因为他们不仅可以从游戏中体验到嬉戏的美好感受，同时还可以学会一些生存的技巧（例如，当幼狮学会走路之后，母狮通常会丢给幼狮们一些半死不活的猎物，让它们学习捕捉猎物，这个学习的过程实际上也是一个嬉戏玩耍的过程），甚至还可以学到人际交往的技巧，因为当一群孩子玩游戏的时候，实际上会形成一种微妙的人际联系。

虽然每个成年人都是从儿童成长而来，但是在社会化的过程中，成人早已经丧失了理解儿童世界的能力，尽管自己曾经属于那个世界中的一分子。所以游戏就成了成人了解儿童的一个重要工具，因此游戏疗法最早被应用在儿童的心理治疗中。

作为游戏疗法中的一种，沙盘游戏疗法的创立者也是从儿童游戏中获得灵感的。英国作家威尔斯曾经写过一本书，名叫《地板游戏》，在这本书中，威尔斯描述了自己与两个儿子进行游戏的场景，并且表示希望父母能抽出时间与孩子一起玩游戏。

威尔斯的《地板游戏》被著名儿童心理学家劳恩菲尔德看到了，并且开始思考如何把地板游戏应用到儿童心理治疗中。于是，沙盘游戏疗法的雏形就出现了。劳恩菲尔德把地板游戏缩小到一个特定的箱子内，同时他还收集了许多玩具，让前来进行心理治疗的儿童自由地在这个箱子内进行玩耍，从而表达自己的内心世界。

当然，沙盘游戏疗法不仅仅被应用到儿童的心理治疗之中，同时适用于各个年龄阶段的人。因为沙盘游戏是一种自然的交流方式，可以帮助来访者表达自己的情感以及内心世界，甚至还可以起到唤起早年记忆的作用。

在沙盘游戏中，虽然来访者只能在沙盘这个限定的范围内进行创作，但是沙盘却是一个包含了许多事物的空间，在这个方寸之地中，有沙地，有海洋，有天空，等等。通常情况下，沙盘的底盘都是天蓝色的，方便来访者建立海洋、湖泊、河流等自然物。而且在进行沙盘世界创建之前，咨询师会引导来访者触摸沙子，并且静静地用自己的双手去感受沙子，从而让来访者体验到与大自然之间的亲密接触，回归大自然。

在进行沙盘世界创建的时候，来访者拥有绝对的自主权，想怎么摆或是想摆什么物件都可以，甚至可以不摆物件，只用沙子创建一些物体。

充满趣味的沙盘游戏

  心理学是一门主要研究意识起源之谜的科学。拥有意识决定了人类的独一无二，但是对于心理学家来说，意识的研究却十分困难。因为意识不同于其他有形物质的研究，它是看不见、摸不着的。正如在心理学研究中做出巨大贡献的巴甫洛夫所认为的那样，心理学是一门过分强调"心灵""意识"等看不见、摸不着的东西，仅凭主观臆断推测的学科。

  如果能把人类的意识物质化，那么在研究心理现象的时候就会变得容易起来。因此有不少研究者把视线集中在大脑上，认为大脑是人类产生意识的物质基础。例如，当一个人产生恐惧的情绪时，一个神经科学家就会说："你之所以会产生恐惧的情绪，完全是你大脑中央杏仁核电化学活动增加的结果。"当一个人的大脑死亡（具体是指没有任何脑活动现象、不能对任何刺激做出反应的状态），那么这个人就不再具有意识，也就不会产生任何心理活动了。

  作为心理治疗的一种辅助手段的沙盘游戏就是将人的心理活动物质化的过程。在沙盘游戏中，来访者会在这个小小的方寸之地中创造出一个世界，这个世界就是他心灵的体现。一个人的心理活动是不可捉摸的，但是来访者在沙盘上所创造的这个世界却是可以看得见、摸得着的。这样一来，来访者的心理活动就变得具体化和物质化了。

在大多数人的记忆中，都有过玩沙子的经历。当一个人面对沙滩和水的时候，通常都会放下平常的戒备与包袱，被水和沙子深深吸引，并且自发地进行游戏。在心理咨询中，来访者或许会对咨询师充满戒备，但是却会主动玩沙子，因为在大多数人的心中，沙子能给人带来轻松愉快的体验。

在长时间的进化中，人类学会了直立行走，双手被解放出来，变得更加灵活，可以从事一些精细的活动。在沙盘游戏中，双手起到了十分重要的作用，不仅可以感受沙子，同时还通过摆放模型进行无意识的自我表达。

沙盘游戏的前世今生

　　沙盘游戏的创始人是瑞士的精神分析学家多拉·卡尔夫。卡尔夫的父亲是一名纺织品商人，同时还兼任瑞士国民议会的议员。卡尔夫的父亲对宗教非常感兴趣，经常举办并参加一些舞会和音乐会。卡尔夫的母亲拥有很高的艺术修养。虽然卡尔夫从小的身体状况并不好，但是却受到了十分细致的照料，因为她所从属的中产阶级家庭具备这样的条件。

　　卡尔夫与一名荷兰银行家结婚后，生活得十分舒适，夫妻二人经常参加各种社会活动。但是卡尔夫的优越生活被第二次世界大战打乱了。德军霸占了卡尔夫的家，为了逃避战火，卡尔夫带着孩子回到瑞士，但是丈夫并未同行。距离最终导致了卡尔夫婚姻的破裂。

　　卡尔夫之所以会从事儿童心理治疗，要得益于她的儿子彼得。彼得的身体不好，所以卡尔夫为了彼得就把家搬到了一个环境良好的地方。彼得是一个外向的孩子，有许多孩子愿意和他玩耍，并且经常到彼得家中来，与卡尔夫的关系也非常好。

　　有一次，一个孩子的母亲找上门来，这个母亲是著名心理学家荣格的女儿鲍曼。鲍曼之所以会找到卡尔夫，是因为她发现自己的孩子每次从卡尔夫家中回来，都会变得十分快乐与轻松。鲍曼认为卡尔夫的这种能力可以用来研究儿童心理学，并且表示愿意把卡尔夫介绍给她父亲荣格。

很快，在鲍曼的安排下，卡尔夫与荣格见面了。见到卡尔夫后，荣格对她说："我的直觉告诉我，你可以成为一名优秀的儿童心理治疗家。"荣格也鼓励卡尔夫研究儿童心理学。但是，这对卡尔夫来说却是一个不小的挑战，因为那个时候有关儿童的精神分析理论非常少。就连荣格自己也没有把研究的重点放在儿童心理学上，而是痴迷于对梦的研究。

后来，卡尔夫听了劳恩菲尔德的报告，被劳恩菲尔德的"世界技法"深深吸引。劳恩菲尔德在伦敦有一家儿童诊所，目的是帮助患有神经质和各种心理问题的儿童。劳恩菲尔德为了能了解儿童的内心世界以及吸引儿童的注意力，决定采用游戏的治疗方式。他在威尔斯《地板游戏》的启发下，开始收集各种玩具，并且把玩具放进一个有沙子的箱子内，让儿童在箱子内进行自由玩耍，称之为"世界技法"。

卡尔夫在听完劳恩菲尔德的报告后，就开始研究"世界技法"，并且把这种治疗方式与荣格所提出的理论结合在一起，形成了一种新的理论观点以及儿童心理治疗方式，这就是沙盘游戏疗法。卡尔夫认为沙盘游戏可以使儿童的内心世界得以物质化和视觉化。同时，外在的玩具还可以反映出来访者的无意识。

卡尔夫的沙盘游戏疗法在儿童治疗中取得了十分不错的效果。通常，父母会慕名而来让自己的孩子参加沙盘游戏。有不少父母发现孩子的神奇改变之后，就开始自己尝试一番，结果发现这种疗法同样适用于成年人，可以改变成年人对生活的态度。于是从此之后，沙盘游戏开始应用于成年人的心理治疗之中。

虽然卡尔夫是沙盘游戏的创立者，但是劳恩菲尔德却是沙盘游戏疗法的先驱。劳恩菲尔德之所以十分关注儿童的心理健康，完全是因为她认为自己的童年很悲惨。劳恩菲尔德童年时期的健康状况十分糟糕，大部分时间都在病床上度过，很少与同龄人一起玩耍。

虽然劳恩菲尔德的父亲是波兰人，但是她并不会说波兰语。幼年时期，劳恩菲尔德在波兰养病，由于语言不通，更让年幼的劳恩菲尔德感到孤独。但这同时也促使劳恩菲尔德探索一些非言语的交流方式，因为劳恩菲尔德从自己的经历中得出结论，语言只是一种作用十分有限的交流工具，不能充分表达一个人的内心世界。

同时，让劳恩菲尔德备感压力的还有来自姐姐的优秀，劳恩菲尔德的命运与著名心理学家阿德勒十分相似。阿德勒有一个不论在学习成绩还是在人际交往以及身体状况上都十分优秀的哥哥，而劳恩菲尔德有一个十分优秀的姐姐。

劳恩菲尔德早期的选择与阿德勒一样，选择了医学作为自己的职业。但是不幸的是，劳恩菲尔德当时面临着巨大的就业压力。在劳恩菲尔德找工作的时候，第一次世界大战已经接近尾声，当时有大批医生都从战场上回来，英国的医生职位都被这些战地医生抢走了。身为一名女性医生，劳恩菲尔德很难找到一份条件优越的医生工作。所以，劳恩菲尔德干脆把大量时间和精力都投入有关儿童心理的研究之中。

在沙盘游戏治疗中，劳恩菲尔德和卡尔夫都发现了移情的问题。例如，儿童可能会通过某个玩具来表达自己对治疗师的感情，等等。当然，这属于比较积极的移情。有的来访者则会采用破坏玩具以及批评治疗师所收集的玩具来表现移情的问题，这属于比较消极的。

劳恩菲尔德认为，移情会对心理治疗产生干扰，于是她在进行治疗的过程中，会努力使儿童的移情转向玩具和沙箱，而不是治疗师。卡尔夫对待移情的问题与劳恩菲尔德的态度十分相似。卡尔夫同样希望儿童移情的对象是沙盘而不是治疗师，不过卡尔夫所采用的方式是让儿童与多个不同的治疗师接触并进行沙盘创建。

沙盘镜子与投射理论

沙盘游戏的目的实际上就是投射出来访者的内心世界，可以帮助来访者自己和治疗师更好、更直接地了解来访者的内心世界，并且找到症结所在，从而摆脱心理问题的困扰。

投射现象在日常生活中十分常见，因为每个人的知觉都会受到心理因素的影响。例如，当我们抬头看天上的云彩时，就可以从云彩的不同形状中看出不同的物体，而这个物体则有可能代表着观察者所具有的某方面人格特征。在人际交往过程中，我们通常也会不自觉地把自己的心理特征归结到别人的身上，认为别人和自己具有相同的特征。例如，一个喜欢欺骗别人的人，总认为这个世界上充满了欺骗。因此投射现象可以帮助我们了解一个人内心的真正想法以及所具有的心理特征。

在弗洛伊德看来，投射现象实际上是一种心理防御机制。弗洛伊德认为人的心理由三部分组成，即本我、自我和超我。其中本我与原始欲望和本能联系十分密切，没有好坏之分，遵循快乐的原则；自我介于本我和超我之间，存在的目的就是平衡超我和本我之间的矛盾，从而做出抉择，并且为自己的行为和选择贴上合理化的标签；而超我则是人们在后天的规范、理想、道德等外部因素影响下综合形成的。

如果自我无法调和本我与超我之间的矛盾，那么人们就会出现心理问题，就会感觉到痛苦和焦虑。心理防御机制的主要作用就是保护心理免受痛苦的侵害，使自我在不知不觉之中平衡本我和超我之间的矛盾。这种自我的心理防御机制有许多不同的表现形式，而投射就是其中一种。因此想要了解来访者内心焦虑和痛苦的根源并且解决心理问题，也可以采用投射技术，如弗洛伊德所提出的自由联想和荣格所提出的词语联想。

自由联想就是让来访者在非常轻松的状态下，自由地说话，想说什么就说什么，治疗师不能无故打断，即使来访者的话毫无逻辑和主题也无所谓。而治疗师的任务则是对整个自由联想的过程进行记录。随后，治疗师需要对这段记录进行分析，找到病症的根源所在。因为来访者在进行自由联想时十分轻松和随意，所以有关潜意识的信息可以趁机表现出来。

而词语联想则是治疗师给来访者提供一组词语，然后让来访者写下听到每个词语时会联想到的内容，从而使来访者在心理防御机制发挥作用之前就透露出潜意识的隐秘信息。

除此之外，图画投射也十分著名，其中最广为人知的就是罗夏墨迹测验了。有关罗夏墨迹测验有一个十分著名的故事，讲的是一名心理治疗师给一位病人做罗夏墨迹测验，当治疗师给病人呈现第一张图片的时候，治疗师问道："你从这张图片中看到了什么？或是这张图片使你想到了什么？"病人回答道："性。"接着治疗师拿起第二张图片，并且问了相同的问题，却得到了相同的答案。当问到第五张图片的时候，治疗师得到的依然是相同的答案。于是治疗师对病人说："看来你的大脑已经被性占据了。"对于治疗师的这一评论，病人很不服气："怎么可能？是医生你提供了这些肮脏的图片。"

在罗夏墨迹测验中，治疗师会向来访者呈现一系列墨迹图片，然后让来访者对这些墨迹图片进行解释。在这个过程中，由于来访者的注意力都在墨迹图片上，所以其心理防御处于相对较弱的状态，会把深埋心中的想法表达出来。

不过，罗夏墨迹测验自诞生以来就备受争议。因为有研究显示，罗夏墨迹测试从整体上来讲，并不能作为一种人格测验或诊断工具，不应该在心理治疗中正式使用，只能作为治疗师对来访者进行了解的一种辅助手段，原因是罗夏墨迹测验的可信度并不高。

沙盘游戏也是一种投射治疗方式。在沙盘游戏过程中，来访者会感到舒适和自由，从而降低心理防御。而且来访者一般都会被种类繁多的沙具所吸引，并且主动挑选不同的沙具，在沙盘中按照自己的想法自由地构建沙盘世界。这个时候由于来访者的注意力都集中在沙具和如何摆放沙具上，所以心理防御自然会降低。

此外，治疗师的态度也有助于降低来访者的心理防御。在整个沙盘游戏过程中，治疗师都扮演着默默陪伴的角色，让来访者充分信任自己。

在众多沙具中，来访者为什么偏偏选择了某些沙具，并且把它们摆在特定位置上？这些都具有一定的象征意义，是来访者的心理投射，而且是无意识的投射。事实上，任何形式的投射都是自发的和无意识的。来访者之所以会选择某些沙具，完全是因为自己对这类沙具的认同。而这些沙具所具有的象征意义则反映出了来访者的内心世界。例如，如果来访者选择了一些具有金钱象征意义的沙具，如元宝和财神，等等，那么就说明他对金钱有着十分强烈的渴望。或许这种渴望与他的人生经历密切相关，或许他早年生活在一个十分穷苦的环境中，所以才形成了对金钱的执念。

总而言之，沙盘的作用就好像它是一面镜子一样，可以照出我们的内心世界。在沙盘游戏中，来访者选择的沙具和所摆放的位置同样重要。

构建沙的世界

　　小林是一名11岁的男孩，很胆小，总是害怕与周围的人交流，本来还可以去学校上学，但是最近却出现了频频逃学的现象。起初小林的爸爸妈妈并没有发现小林逃学，因为每天小林都会按时"上下学"。可是学校却告诉小林的父母说，最近一段时间小林都没有去上学。当小林的爸爸刚刚知道小林逃学的消息时，第一反应是吃惊而不是生气，因为他知道小林是一个非常胆小的孩子，能做出逃学的举动，一定是学校里有让小林十分害怕的事情发生了。最终，小林的爸爸决定带着小林去看看心理医生。

　　可是小林在进行心理咨询的时候，拒绝单独一人与咨询师待在咨询室内，必须得有爸爸的陪伴。即使有爸爸的陪伴，小林在回答咨询师的问题的时候，也总是躲在爸爸的怀里或背后，似乎对咨询师存在十分强烈的防御心理。咨询师只好建议小林的父亲，让小林直接接受沙盘游戏疗法。

　　当小林进入沙盘室内的时候，尽管有些犹豫和害怕，但是咨询师看得出来，小林对沙盘室内的一切都充满了好奇。于是咨询师就试探性地问道："你想不想玩玩这里的沙子和那些看起来十分有意思的玩具？"听到咨询师这样的问题，小林依然很害怕，因为咨询师注意到小林做出了一个轻微的退缩动作，这是一种防御性的动作。可是小林依然鼓起勇气回答了咨询师的问题："我已经 11 岁了，不能再像小时候那样玩沙子和玩具了。"咨询师鼓励道："不，只要你想玩，什么时候都可以玩。有许多叔叔阿姨也会在这里玩沙子和玩具。"最终，小林被咨询师说动了。于是他走向沙盘，开始创建他的沙盘世界。这是一个非常不错的开端，说明小林已经开始放下心理戒备。而且咨询师也可以借此机会，通过小林所创建的沙盘世界来了解他的内心世界，从而解决小林遇到的心理问题。

沙盘游戏疗法具有十分神奇的治疗效果，最关键的一点就是，沙盘游戏可以让来访者放下防御心理，在放松、自由的状态中选择各种沙具，并摆放在沙盘中，从而构成沙盘作品。

想要进行沙盘游戏治疗，就必须建立一个沙盘治疗室。首先是治疗室位置的选择。这个时候必须考虑到环境因素。正常情况下，当来访者进入治疗室之后，会感觉到轻松自在。所以治疗室的地理位置选择十分重要，必须选在安静、不受干扰的环境中。

咨询师一定要保证，来访者一进入治疗室就会有安全感、自由感和被接纳的感觉。以上三种感受十分重要，只有这样来访者才能主动地在沙盘中创作自己的作品，从而表达出自己的内心世界，为心理问题的解决提供可能。

关于治疗室的内部装饰，并没有特别严格的要求，但是氛围非常重要。为了让来访者放松，治疗室的光线必须是柔和的。如果光线过于强烈的话，很容易引起人们的烦躁情绪。

至于治疗室的空间选择，既可以选择一个独立的空间，也可以把治疗室与访谈室安排在一起。这两种不同的选择各有优点。首先，一个独立的空间可以让来访者感到轻松自在，因为在独立的空间内，来访者会有一种不受外界干扰的感觉。当然，把治疗室与访谈室安排在一起也有独立空间所不具备的优势，那就是可以成功吸引来访者的注意力和好奇心，从而主动地接受沙盘游戏治疗。

接下来是沙盘的选择，所谓沙盘就是用来装沙子的容器，除此之外沙盘也有"心理容器"的象征意义。这样，来访者的心理问题便可以在这个容器之中得到展现。这个容器的形状、类型、尺寸以及大小都有一定的规格。通常情况下，咨询师需要准备两个沙盘。其中一个沙盘中的沙子可以允许来访者用水弄湿，另一个沙盘中的沙子则需要保持干燥状态。

在沙盘大小的选择上，有许多不同的选项。沙盘游戏创始人选择的是长50厘米、宽70厘米、深8厘米的沙盘。之所以选择这种特定大小的沙盘，是因为当这种大小的沙盘被放在与来访者腰部一样高的桌子上的时候，来访者不用转动头部，移动视线就可以把整个沙盘一览无遗，这样会让来访者对沙盘有一种掌控感，从而可以全面地观察自己的沙盘作品。

当然，沙盘的尺寸大小并不是一成不变的，可以根据来访者的情况进行调整。不过这种调整一般是把尺寸缩小，不会扩大。因为上述尺寸适用于任何成年人，不需要再扩大。但是由于有些来访者是年龄比较小的少年儿童，所以上述尺寸的沙盘对他们来说太大了，应该缩小一些。因为过大的沙盘会让儿童有一种想要爬进去玩耍的冲动，儿童的注意力就会分散到肢体活动上，这样一来就不再是沙盘游戏，而变成了玩沙子游戏。相反，一些尺寸较小的沙盘可以让儿童把注意力都集中在沙盘作品的创作上。研究证明，儿童可以在尺寸较小的沙盘中玩耍很长时间，可以更多地表现自己的内在世界。当然这种尺寸只是针对个人的沙盘治疗。如果是应用于团体治疗的沙盘，那么沙盘的尺寸就可以扩大。

在沙盘形状的选择上，一般情况下都是长方形的沙盘，而上述标准大小的沙盘也是长方形的。除了这种形状之外，还有两种形状比较常见，即正方形沙盘和圆形沙盘。不同形状的沙盘具有不同的作用。

通常来说，如果来访者的情绪比较稳定，没有出现特别明显的焦虑和烦躁情绪，那么咨询师则会选择正方形和长方形的沙盘。因为这种有棱有角的沙盘可以清楚地显示出对立与冲突，从而使来访者直面自己的心理问题，而且这两种沙盘中的不同位置也具有不同的象征意义。

如果来访者在接受沙盘游戏治疗之前情绪十分焦虑和烦躁，那么咨询师需要做的工作就是让来访者尽快进入平静的状态中。这个时候可以选择圆形的沙盘，这种形状的沙盘具有安抚焦虑情绪的作用。此外，圆形沙盘还给来访者提供了逃避冲突与问题的可能。一旦来访者的情绪得到稳定，咨询师就需要把来访者引导到长方形或正方形沙盘之中，因为这个时候来访者需要直面自己的心理问题。

除了沙盘之外，沙盘桌也是必不可少的。当然，至于这个沙盘桌是否能派上用场，应该由来访者自己决定。通常情况下，儿童（尤其是年龄比较小的儿童）比较喜欢在地板上做沙盘游戏。但是成年人和青少年则喜欢站着或坐着进行沙盘游戏。这个时候，沙盘桌就派上用场了。至于桌子的高度，一般与来访者的腰部齐平。

接下来就是非常重要的沙子和水了。沙子不仅是沙盘游戏的一个必要组成部分，同时发挥着十分重要的作用。在选择沙子时，也有许多讲究。首先必须保证沙子干净，要把选中的沙子进行反复清洗，不要有什么杂物掺在沙子中，尤其不要有破碎的玻璃，这样会给来访者造成一定的伤害，从而影响整个治疗的效果。之所以必须保证沙子干净，一方面干净的沙子会给来访者带来良好的印象，从而促使来访者主动触摸与感受沙子；另一方面是针对一些特殊的来访者，当来访者是年龄比较小的儿童时，他在进行沙盘作品创作的时候有可能会用手去揉眼睛，如果是不干净的沙子，可能会造成细菌感染。

其次就是沙子粗细的选择了。不同粗细的沙子会给人以不同的感觉。当人们感受比较细的沙子时，其情绪会变得十分平静。但是沙子的选择不宜过细，因为这样的沙子和土就没有什么区别了，而且很容易起灰尘，而灰尘则会影响人们的情绪。当然，颗粒较大的沙子也有它们无法比拟的优势。那些颗粒较大的沙子会给人以粗粝的触摸感，可以促使来访者发生深层次的改变。

通常情况下，这两种不同类型的沙子沙盘室内都应该准备。在进行沙盘游戏的时候，可以让来访者自己进行自由的选择。这需要来访者根据自己的情绪决定，如果来访者的情绪比较稳定，那么他通常会选择粗粝的沙子；如果他的情绪波动比较大，则会选择细腻的沙子来让自己平静下来。例如，有的来访者在第一次进行沙盘游戏的时候，会选择细腻的沙子，但是下一次进行沙盘游戏的时候，则会主动选择粗粝的沙子。

细腻的沙子还有一种特殊的作用，即可以让来访者迅速进入童年时期的心理状态之中。因为当来访者触摸细腻的沙子时，会感受到童年时期的情感，甚至会产生一种回到母亲怀抱中的温暖感觉。

不过也有特殊情况存在。这需要咨询师再准备第三种沙子，即粗粝与细腻混合的沙子。因为对于一些来访者而言，过于细腻的沙子会让他们感到困扰，过于粗粝的沙子又会让他们感觉烦躁。

总而言之，沙子的作用十分重要，而且沙子还具有强大的象征作用。沙子具有流动性，不是固定不变的，可以按照来访者的个人意愿堆成不同的形状，如用沙子来建造一座城堡等。而且沙子来自土地，对于人类而言，土地象征着母亲，我们依赖土地而生，而且土地具有很强的包容性。所以沙子就具有母亲的象征意义，会让来访者联想到自己的母亲。

沙子所具有的流动性可以把来访者的注意力都集中在沙盘游戏中，此外这种流动性能让来访者的触觉变得更加敏感，从沙子在指间的流动中体验到自由，从而有效地舒缓压力。最关键的是，来访者通过抚摸沙子可以把内部世界和外部世界联系在一起，把意识与无意识连接起来。由此可见，沙子还起到了一种桥梁性质的沟通作用。

小静在第一次进行沙盘游戏的时候，咨询师就引导她去抚摸沙子，并且告诉小静："沙子可以让你联想到母亲，你会感受到温暖与平静。"听到咨询师这样说，小静立刻有了一种排斥的心理。因为在小静的心中，母亲并不代表温暖，她觉得自己的母亲是一个很不负责的母亲，因此对母亲很有成见。这种对母亲的成见导致小静对沙子产生了一种排斥的心理。小静把自己的这种感受对咨询师说了。

咨询师并没有让小静放弃这次的沙盘治疗，而是鼓励小静用手去抚摸与感受沙子。尽管小静并不想这么做，但是依然照做了。在感受沙子的过程中，小静的排斥心理渐渐消失了，她甚至体验到了一种前所未有的宁静。

通过这一次的沙盘治疗，小静开始重新审视自己与母亲之间的关系。因为小静觉得既然沙子象征着母亲，而她又从沙子中获得了平静，那是不是就意味着她其实并不讨厌母亲。于是在日常生活中，小静开始试着与母亲改善关系，不再对母亲乱发脾气，什么事都会与母亲商量着来。因此，小静与母亲之间的关系得到了极大的改善。关于小静的这种变化，她的母亲自然感受到了，母亲对小静说："你最近的变化真的挺大的，我很欣慰。"

咨询师还需要给来访者准备水，这样可以让来访者选择是否把沙子弄湿。湿沙和干沙分别具有不同的作用。其中干沙比较常见，给人一种柔和的感觉，而且有流动感。湿沙虽然没有流动性，但是可以方便来访者塑造不同的形状，具有很强的可塑性。

接下来便是沙子颜色的挑选。在自然界，沙子的颜色是黄褐色的。因此通常情况下，沙盘游戏中也会选择黄褐色的沙子。但是如果仅仅只有一种颜色的沙子，未免过于单调，而且有些来访者并不愿意用黄褐色的沙子。因此，咨询师需要准备不同颜色的沙子，如绿色、白色或红色，等等。在进行沙盘游戏之前，咨询师可以让来访者自由挑选不同颜色的沙子。

不同颜色沙子的背后也有不同的象征意义。例如，绿色的沙子代表着绿地，具有强大的生命力，而白色的沙子则可以用来表示白雪。通常来说，来访者都会挑选黄褐色或绿色的沙子。如果来访者挑选了其他颜色的沙子，那么就应该引起咨询师的注意，对沙子颜色的选择，背后一定有不同寻常的象征意义。例如，一名女性在选择沙子颜色的时候，就比较另类地选择了红色的沙子，然后在创作沙盘作品的时候，展现出了她童年时期所发生过的一次创伤事件，这个创伤对她的影响非常深刻。或许是因为她在一个干涸的池塘中发现了浑身是血的母亲，所以她才会选择红色的沙子。

图书在版编目 (CIP) 数据

口误才是心中所想吗：6个洞察内心真相的心理治疗法 / 纪如景著 . —
北京：中国法制出版社，2018. 1

ISBN 978-7-5093-8948-5

Ⅰ . ①口… Ⅱ . ①纪… Ⅲ . ①精神疗法 Ⅳ .
① R749.055

中国版本图书馆 CIP 数据核字（2017）第 271150 号

策划编辑：李　佳（amberlee2014@126.com）

责任编辑：吕静云（lvjingyun0328@sina.com）　　　　　　　封面设计：古涧文化

口误才是心中所想吗：6个洞察内心真相的心理治疗法

KOUWU CAI SHI XINZHONG SUO XIANG MA：6 GE DONGCHA NEIXIN ZHENXIANG DE XINLI ZHILIAO FA

著者 / 纪如景

经销 / 新华书店

印刷 / 三河市国英印务有限公司

开本 / 710 毫米 × 1000 毫米　16 开　　　　　　　印张 / 14.25　字数 / 175 千

版次 / 2018 年 1 月第 1 版　　　　　　　　　　　2018 年 1 月第 1 次印刷

中国法制出版社出版

书号 ISBN 978-7-5093-8948-5　　　　　　　　　　　　定价：36.00 元

值班电话：010-66026508

北京西单横二条 2 号　邮政编码 100031　　　　　　　传真：010-66031119

网址：**http://www.zgfzs.com**　　　　　　　　　　编辑部电话：**010-66054911**

市场营销部电话：010-66033393　　　　　　　　邮购部电话：**010-66033288**

（如有印装质量问题，请与本社编务印务管理部联系调换。电话：010-66032926）

顾问委员会